Olağanüstü!

Nadir Hastalıkları Olan Çocuklar İçin Bir Kitap

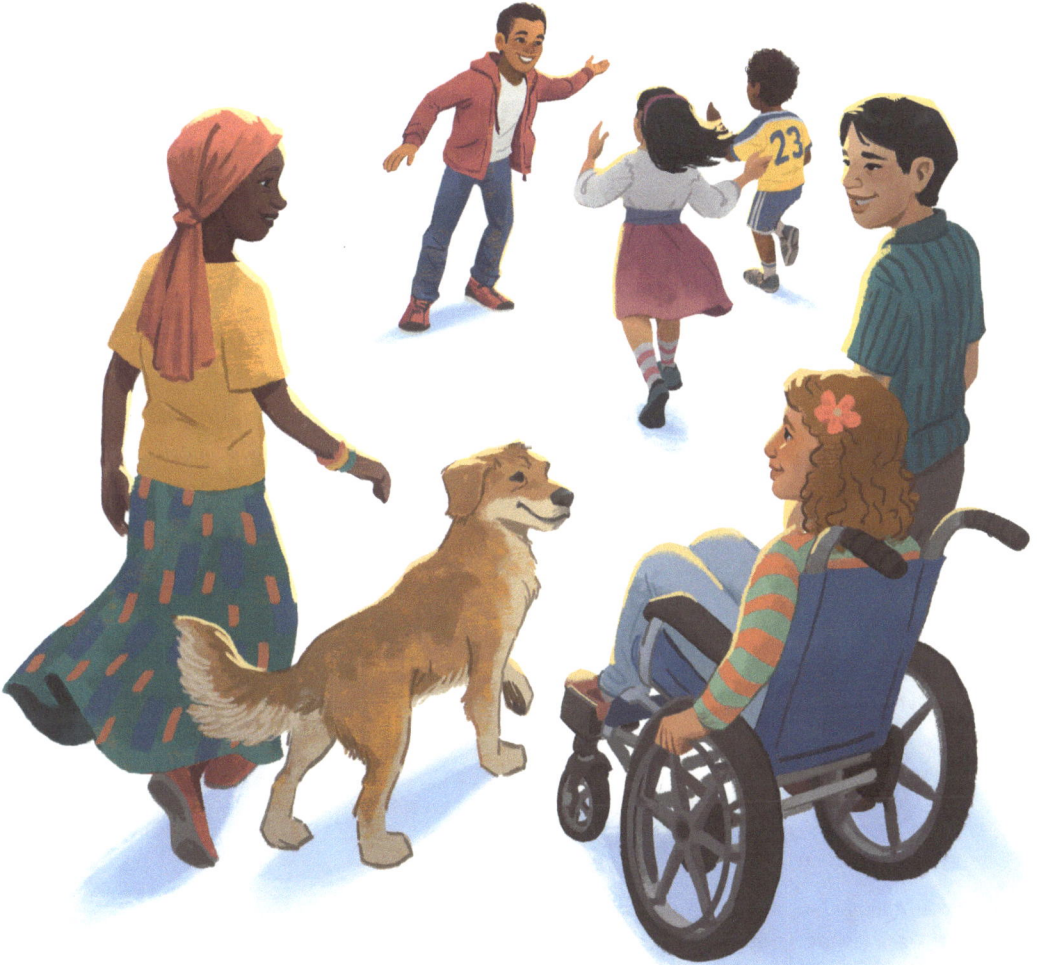

Yazar: **Evren** ve **Kara Ayik**

Çizimler: **Ian Dale**

Bu kitap dünyada nadir hastalıklarla yaşayan tüm çocuklara ve dünyadaki yolculuğunu tamamlamış nadir hastalıklı çocukların anısına adanmıştır.

Biz bir aileyiz.

Bu kitap, nadir hastalıklar hakkında bir bilgilendirme, umut ve farkındalık yaratma amacıyla desteklenmiştir. Umudumuz, nadir hastalıklardan etkilenen insanlara cesaret vermek ve insanlığa bilgi ve empati sağlamaktır. Emeği geçen herkese şükranlarımızı sunuyoruz.
Zekai & Carolyn Akcan Fund

İngilizceden Türkçe'ye çevirisi Burcu Akan Ellis tarafından tüm nadir hastalıklı çocuklar ve ailelerine hediye olarak yapılmıştır.

Çeviri editörü Samar Ahmed Demir'in nadir hastalığı olan çocuklara mesajı: Tıpkı doğadaki rengarenk çiçekler gibi siz de dünyaya renk katan güzelliklersiniz. Bu dünyada eğlenin ve mutlu olun. Tadını çıkarın!

OLAĞANÜSTÜ!
Nadir Hastalıkları Olan Çocuklar İçin Bir Kitap
Published by Kara A. Ayik

www.rarediseasebookforkids.com

Yazarlar © 2021 Evren & Kara Ayik
Çizimler © 2021 Ian Dale

ISBN (Ciltsiz): 979-8-9868011-6-2
ISBN (Ciltli): 979-8-9868011-5-5

Türkçe baskısı 2023

Merhaba! Benim adım Evren. Bu kitabı annemle beraber sizin için yazdık.

Sen ve ben çok özel insanlarız. Şu dünyada tam olarak senin ya da benim gibi bir insan yok. Birisi seninle aynı isme sahip olsa da aynen sana benzese de seninle bir olamaz. Dünyadaki her insanın kendine özel bir *kimliği* var.

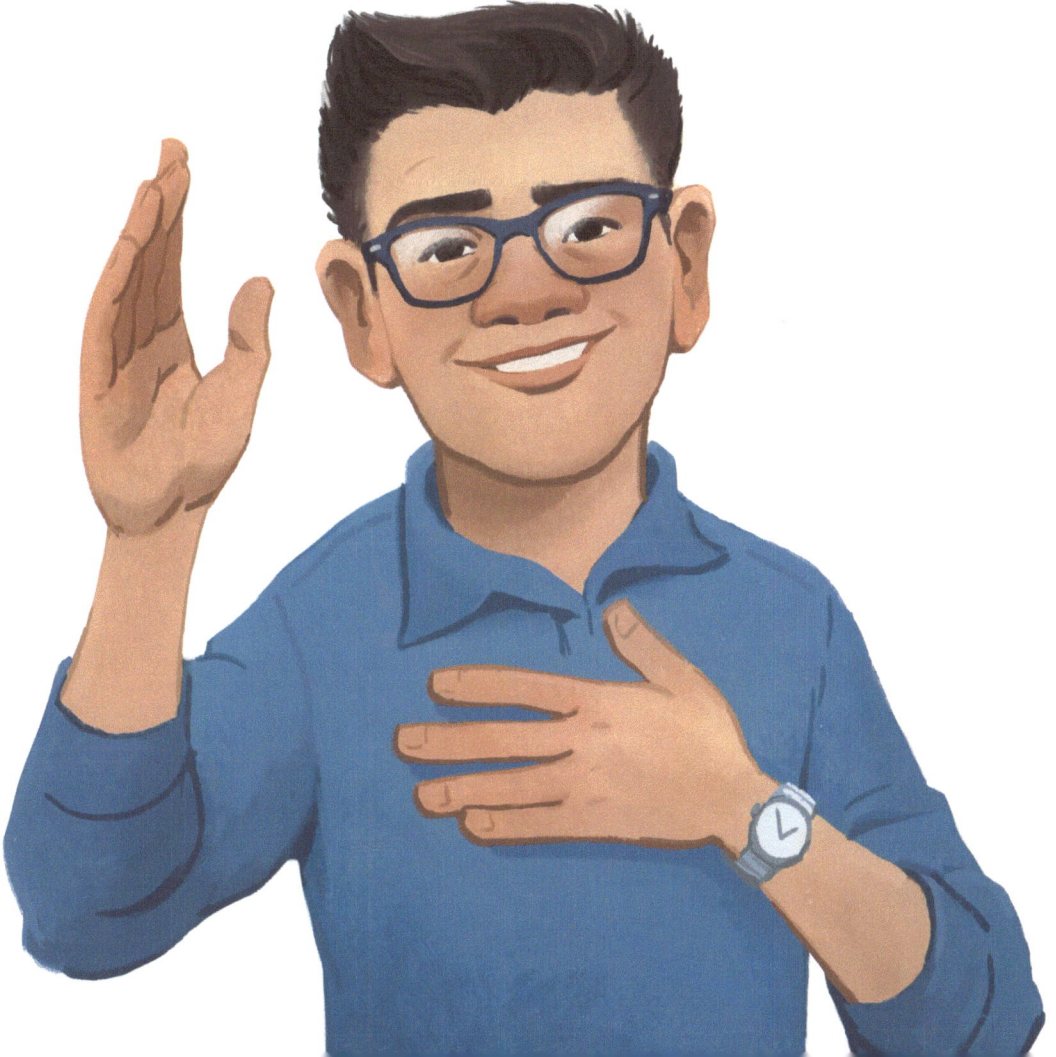

Beni *ben* yapan benim kimliğim; seni *sen* yapan da senin kimliğindir. Kimlikler yapboz gibi pek çok parçadan oluşur. Bir yapboz birçok farklı parçadan oluşur; bu parçalar harika resimler oluşturmak için birbirine bağlanır.

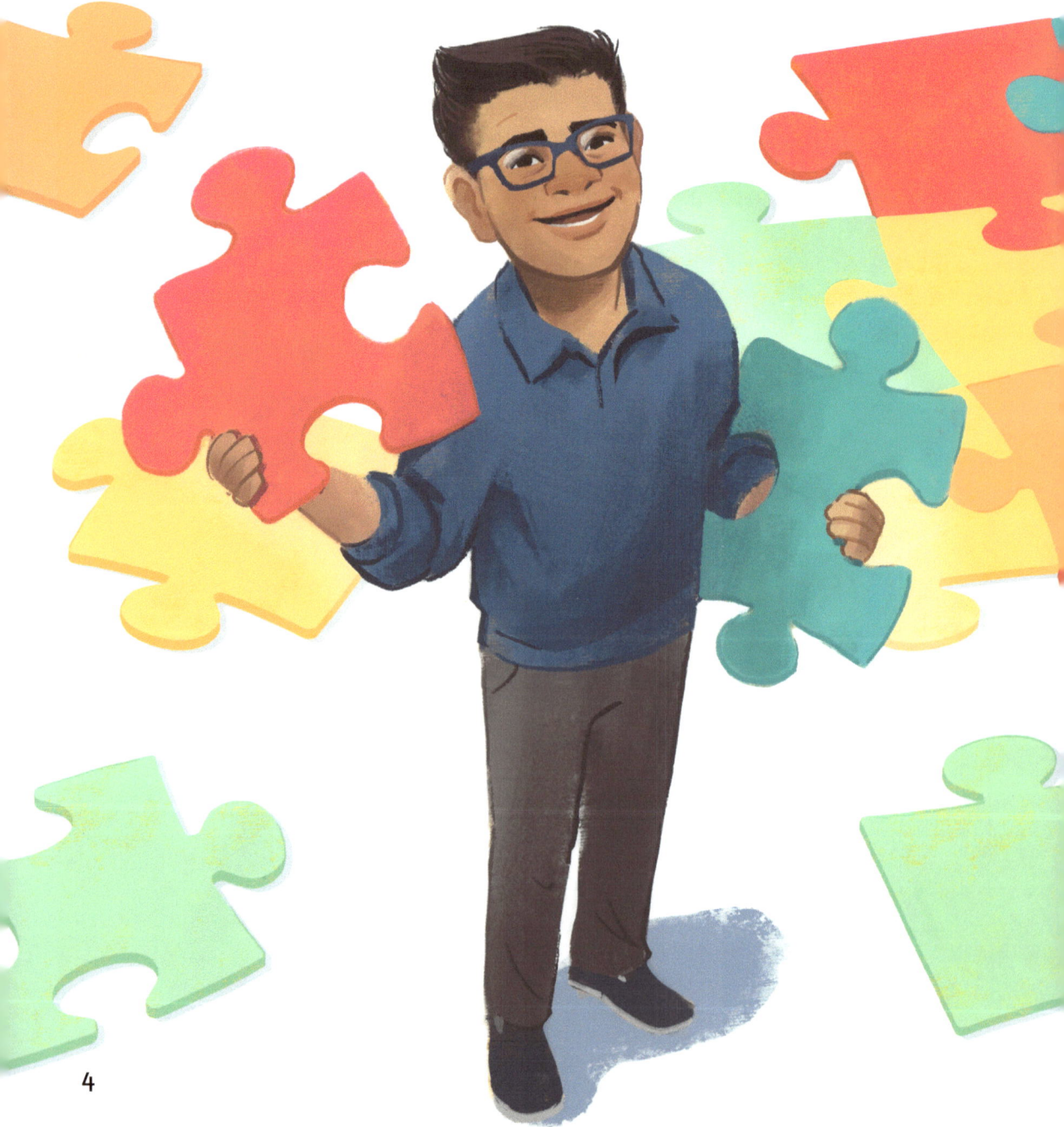

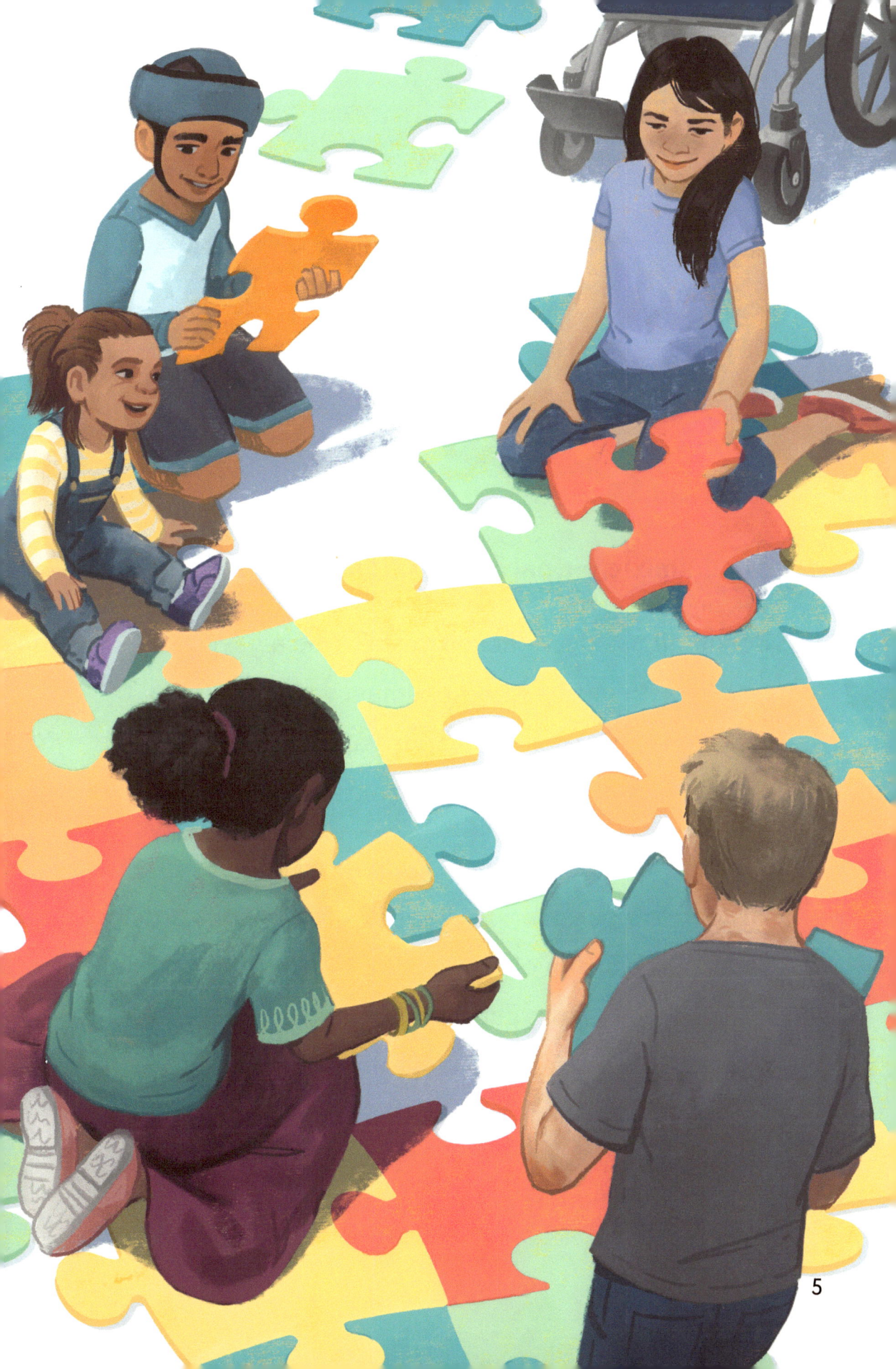

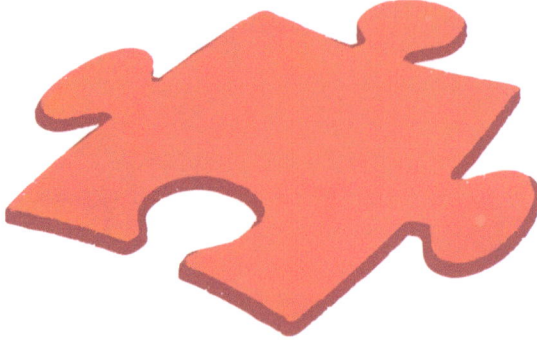

Kimliğimizin bir parçası *kişiliğimiz*.

Benim gibi sakin ve neşeli misin? Yoksa yaygaracı ve hareketli misin? Kitap okumayı veya çıkartma biriktirmeyi sever misin? Spor yapmaktan, resim yapmaktan veya müzik dinlemekten hoşlanır mısın?

Tercihlerimiz ve kendimizi ifade ediş tarzımız *kişiliğimizin* parçalarıdır. Yapboz gibi kişiliğimiz de farklı parçalardan oluşur ve bu parçaların her birine *kişisel özellik* denir. Esprili, utangaç veya aktif olmak bizim kişisel özelliklerimizin örnekleridir.

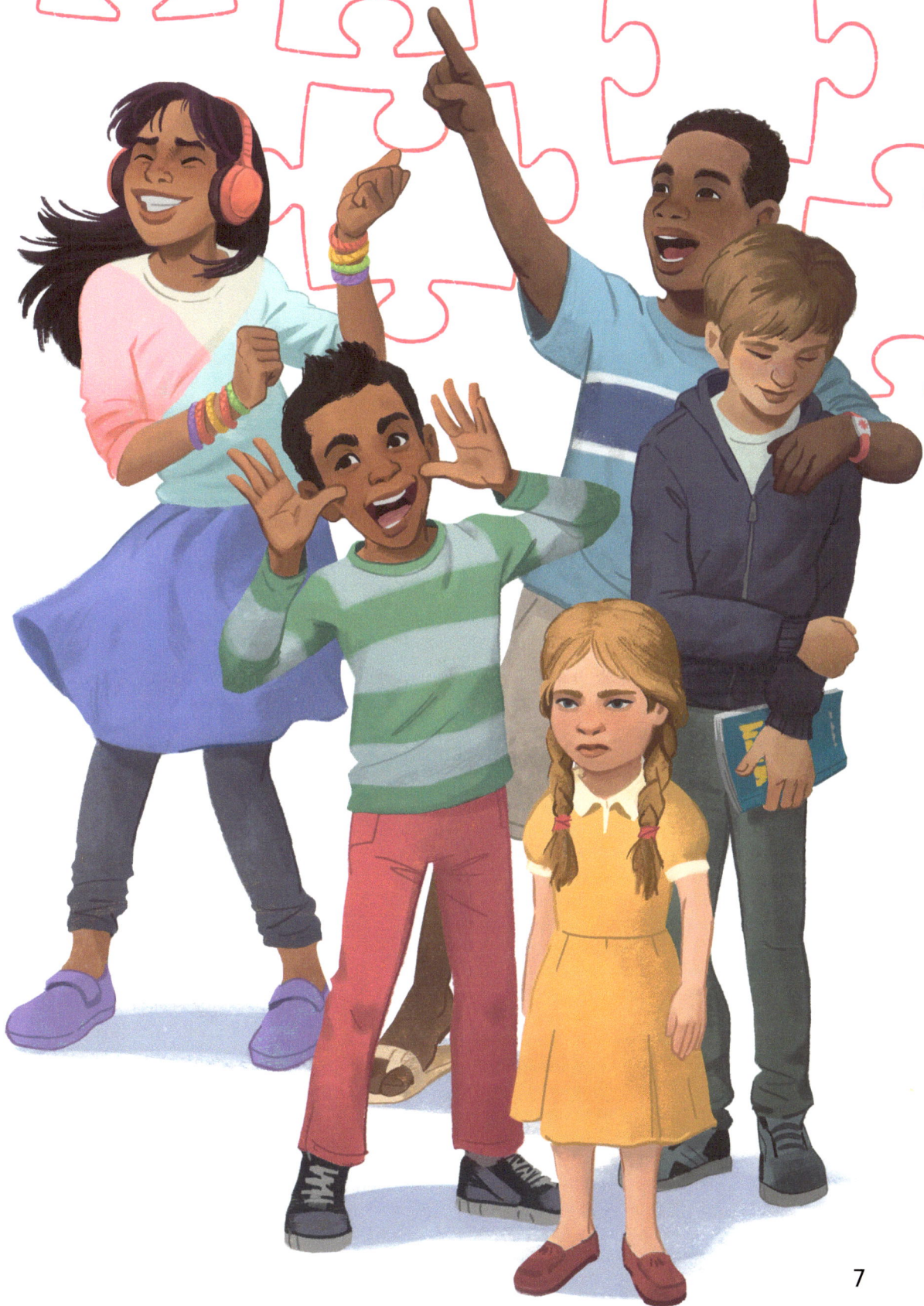

Kimliğimizin diğer bir parçası da yeteneklerimiz ve kabiliyetlerimiz veya benim deyişimle, *armağanlarımız*. Bazen armağanlarımızın ne olduğunu bilmesek de herkesin özel bir armağanı var, senin de var. Armağanlarının ne olduğunu bulmak vakit alabilir, ama sen zaten bazılarını biliyor olabilirsin.

Sanatçı veya şarkıcı mısın? Hayvanlar veya küçük çocuklar seni seviyorlar mı? Harika bir öğrenci misin? Benim armağanlarımdan bir tanesi hayal gücümün genişliğidir. İnsanlar da çok iyi kalpli olduğumu söylerler!

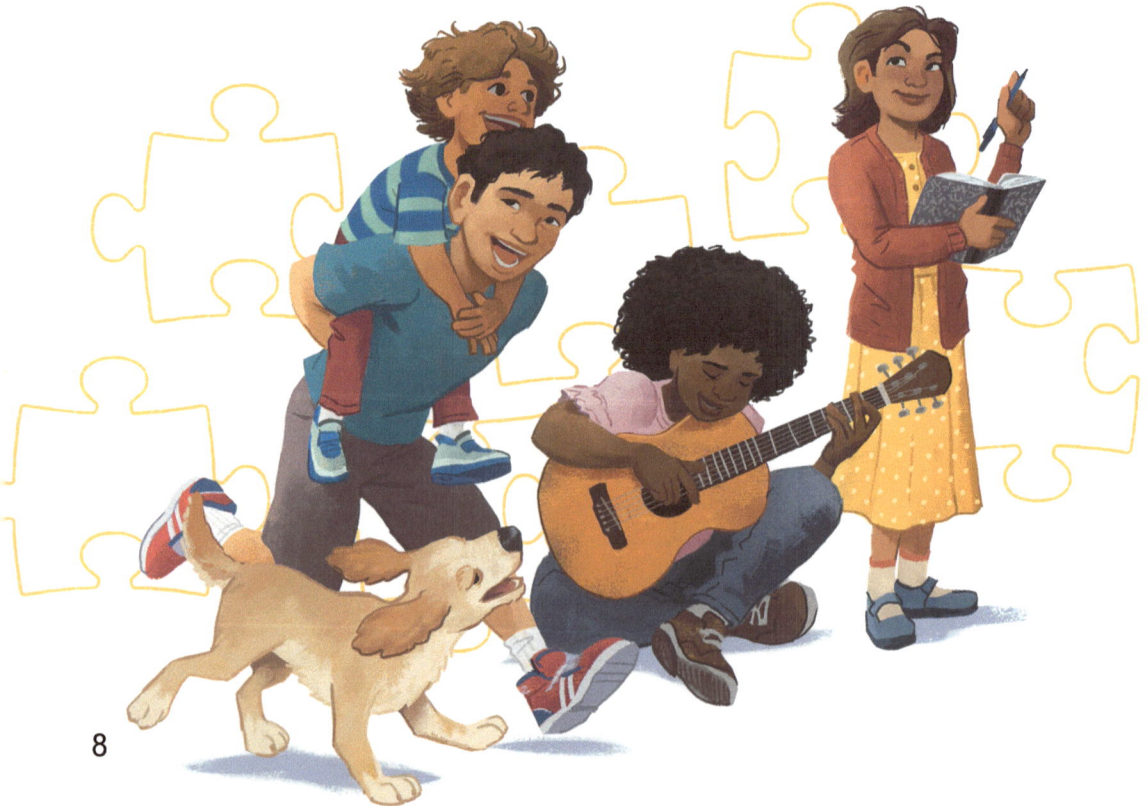

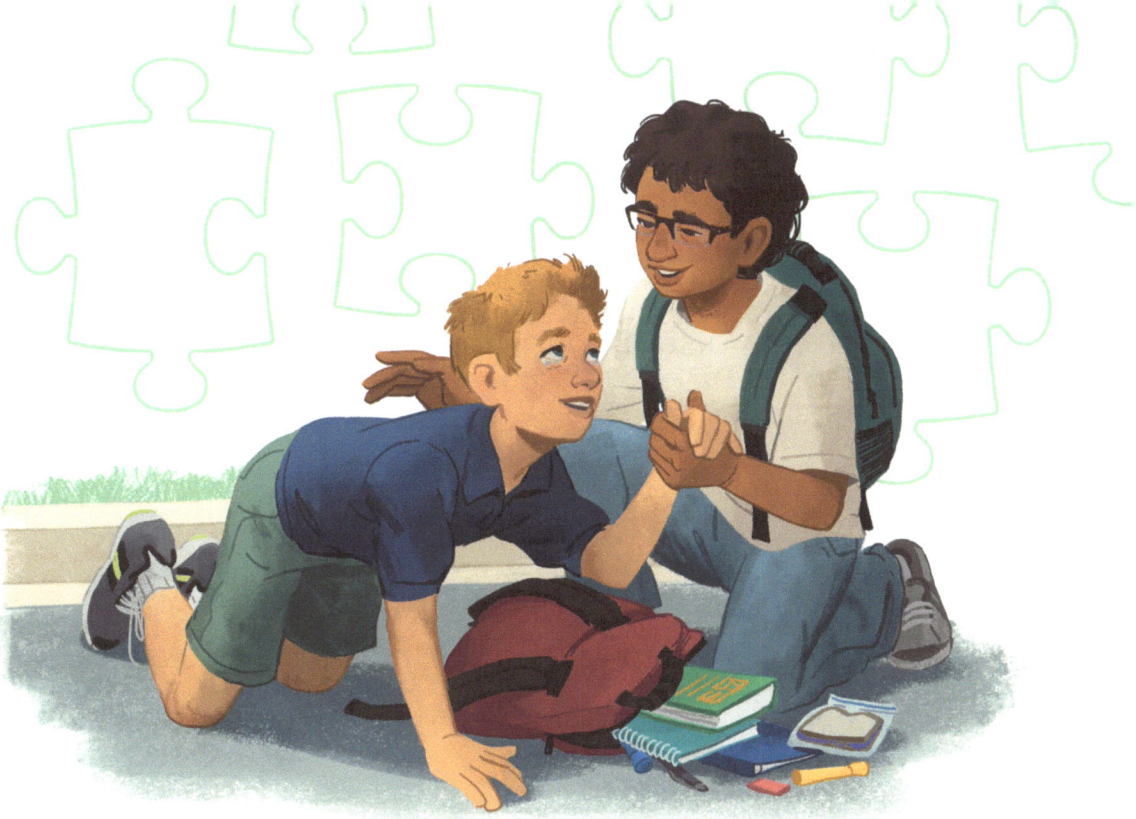

Kimliğimizin bir diğer parçası da *karakter niteliklerimiz.* Karakter niteliklerimiz, düşüncelerimizi, davranışlarımızı ve hareketlerimizi yönlendiren kalbimizin ve aklımızın sesleridir. Bazı karakter niteliklerimiz doğuştan olsa da diğer niteliklerimizi ailemizin, öğretmenlerimizin veya deneyimlerimizin sayesinde öğrenebiliyoruz.

Karakter niteliklerimden üç tanesi sabırlı olmam, iyiliğim ve dürüstlüğümdür. Bu nitelikler benim ne söyleyeceğime ve ne yapacağıma dair karar vermeme yardımcı oluyor. Bu niteliklerim sayesinde etrafımdakilere daima yardım teklif ediyorum ve bana ait olmayan şeylere asla elimi sürmüyorum.

Dış görünüşümüz kimliğimizin bir parçasıdır.

Dünyada hiçbir kimse sana tam olarak benzemez. İkiz kardeşin olsa bile *görünüşünüzde* ufak farklılıklar olacaktır.

Mesela ben kahverengi saçlı ve ela gözlüyüm. Kirpiklerim ve kaşlarım kalın ve koyu renktedir. Senin görünüşün nasıl? Saçların siyah mı yoksa kızıl mı? Belki gözlerin kahverengidir? Yoksa mavi mi?

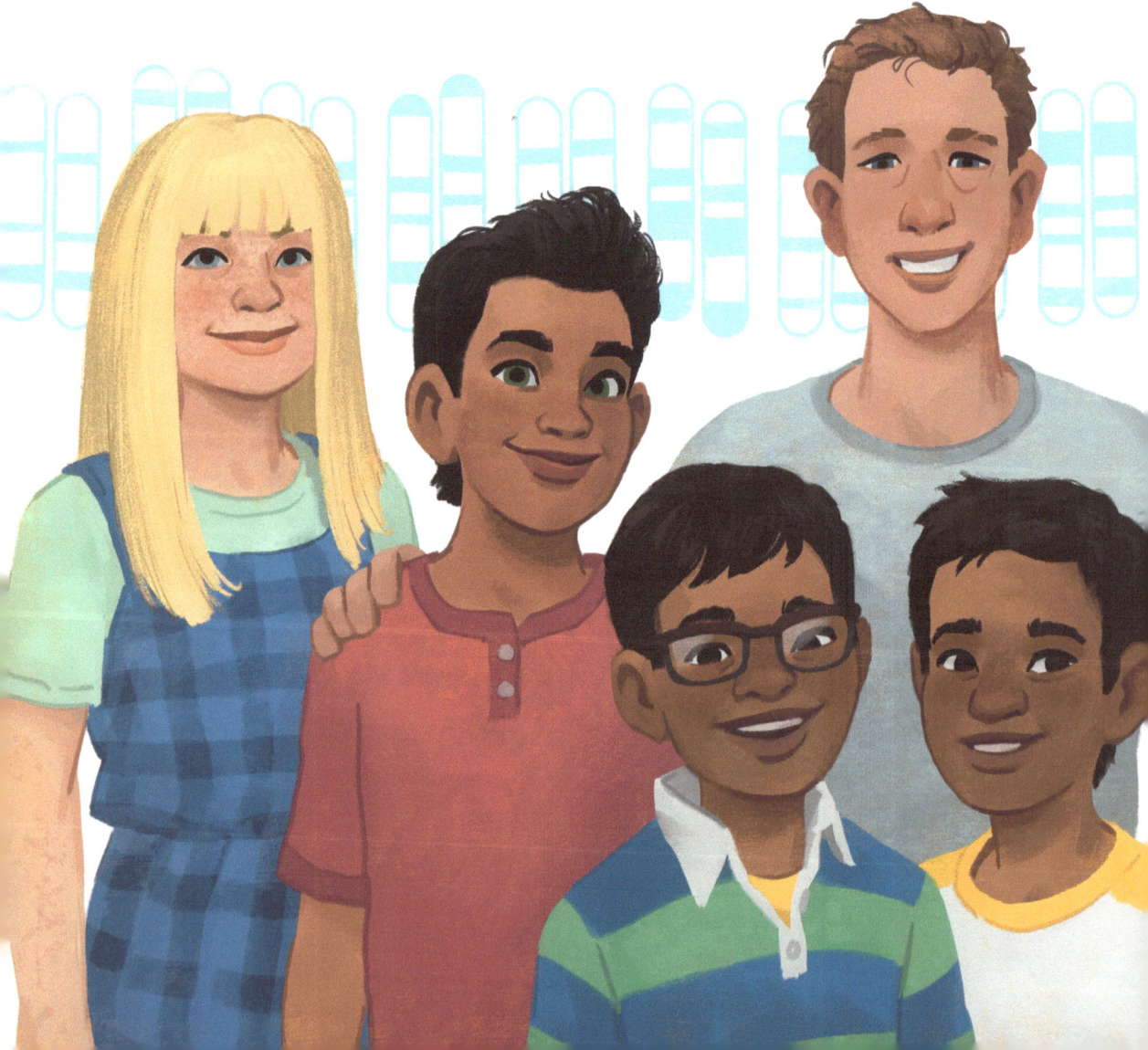

Neden hepimizin farklı dış görünüşü olduğunu hiç düşündün mü?

Kime benzeyeceğimizi belirleyen ve vücudumuzun nasıl çalışacağının talimatlarını veren genlerimiz hepimizde farklıdır. Dünyada hiç kimsenin seninki ile aynı parmak izlerine sahip olmadığını biliyor muydun? Bu bizim genlerimizden ve biz daha doğmadan önce başlayan vücudumuzun gelişiminden kaynaklanıyor.

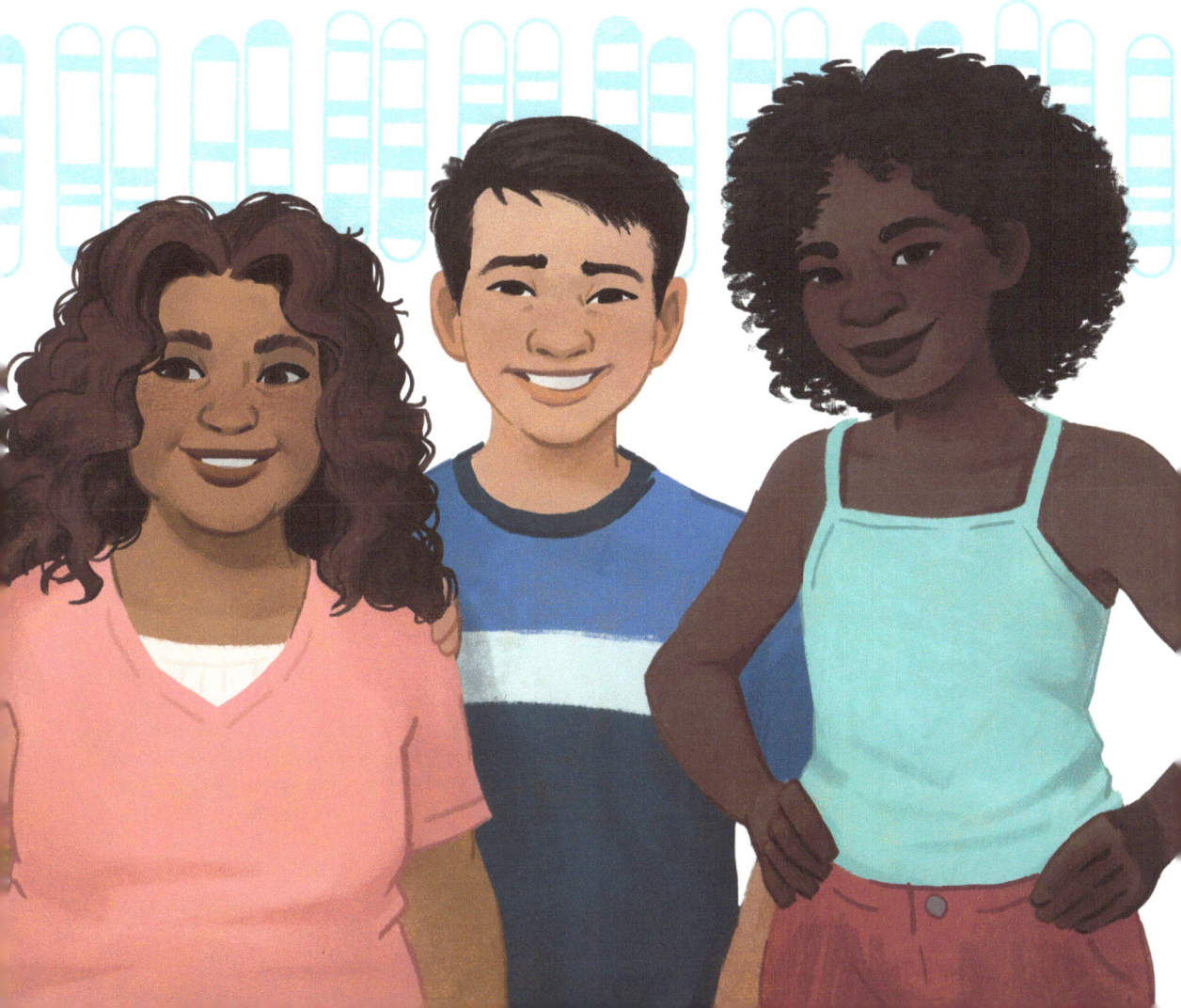

Bazen genlerimiz vücudumuzun normalde izlediği talimatları değiştirebilir ve bu yüzden bazılarımızın nadir hastalıkları vardır. Nadir hastalık dünyada çok az insanda olan bir hastalıktır. Birçok farklı hastalık nadir hastalık olarak sayılıyor. Benim nadir hastalığımın adı ASMD. ASMD hastalığına sahip olduğum için vücudumdaki bir çeşit yağın parçalanması zor oluyor.

Senin nadir hastalığın nedir? Hastalığının adını doğru şekilde telaffuz edebiliyor musun? Basit kelimelerle hastalığını anlatabiliyor musun?

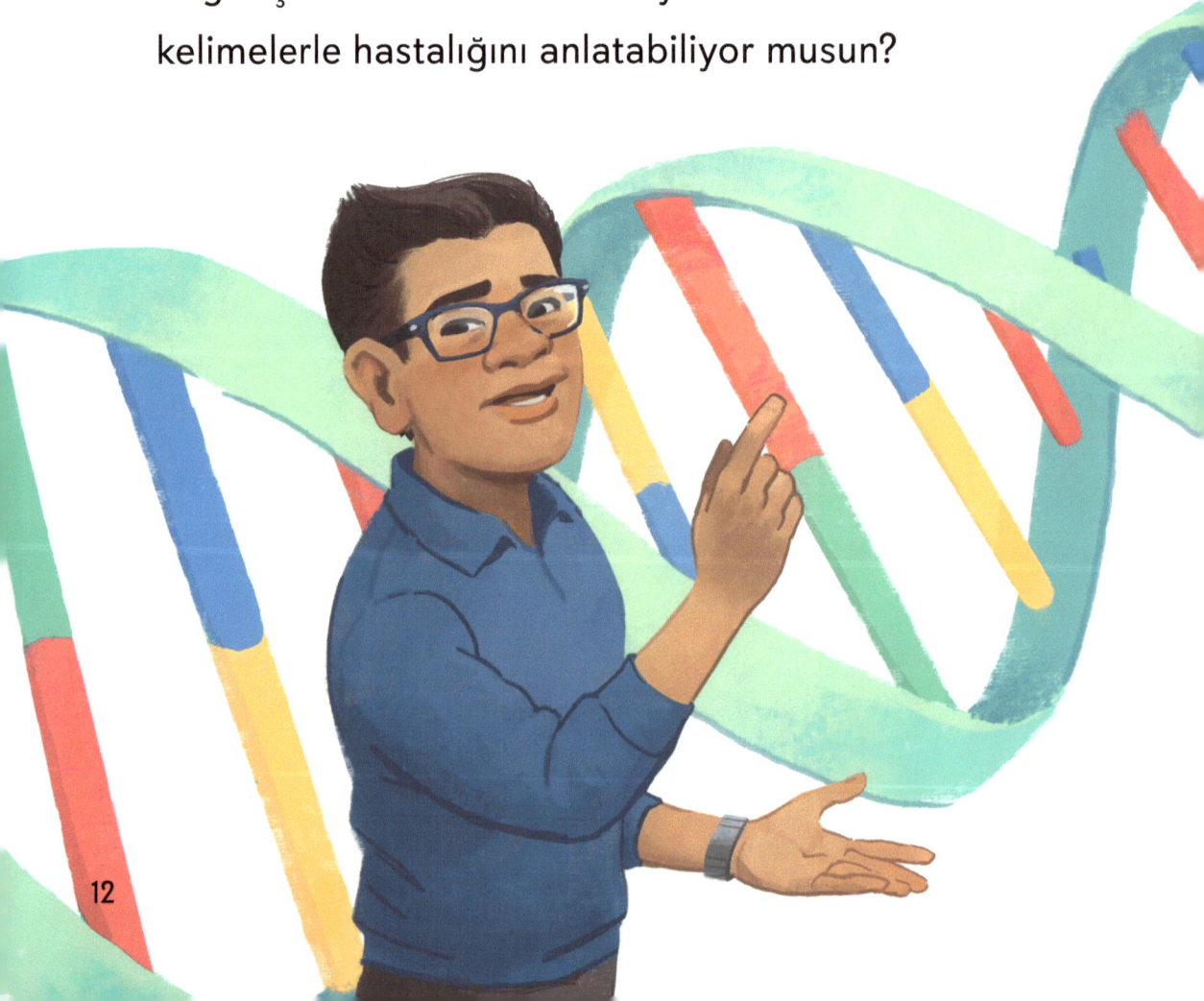

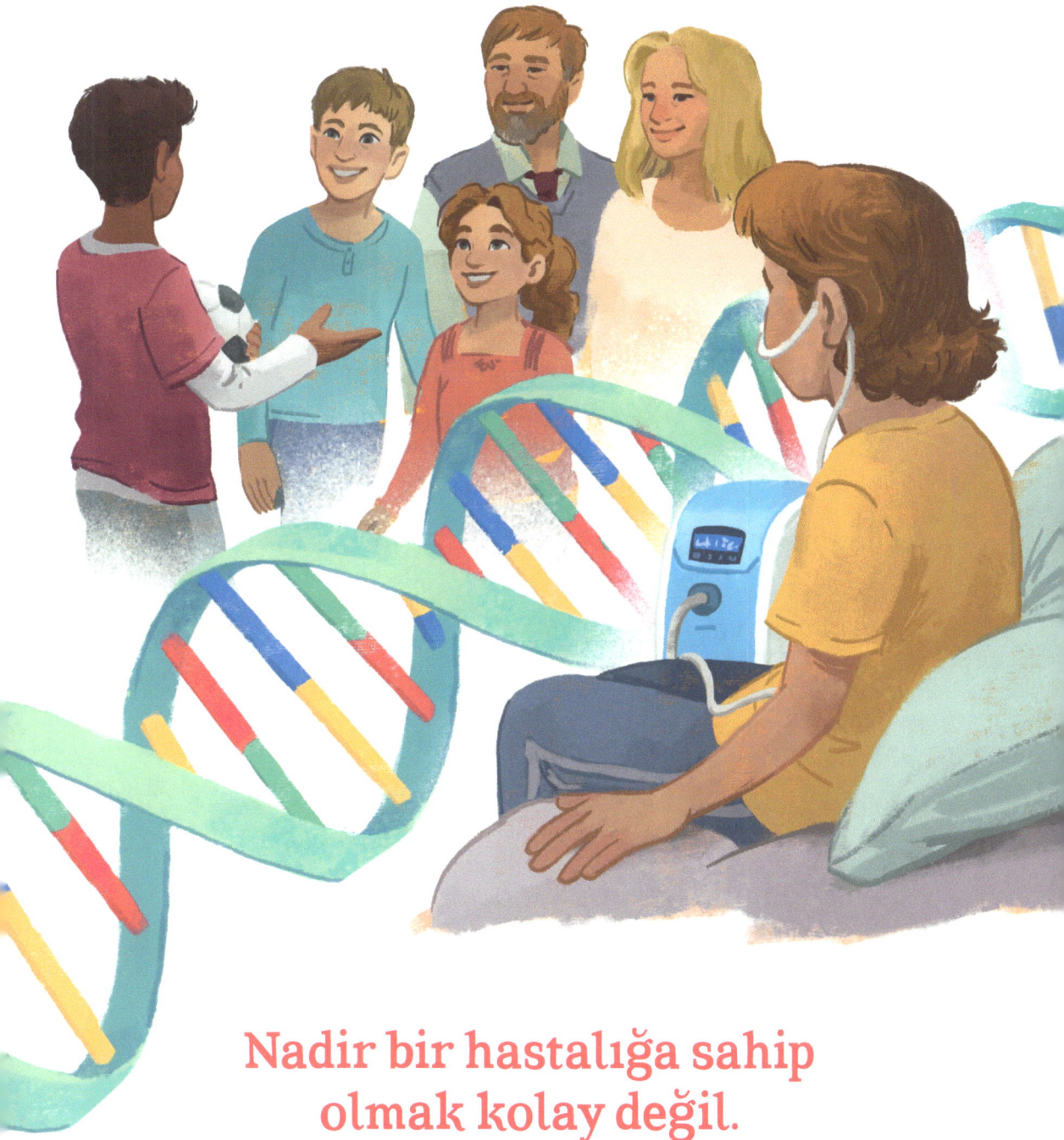

Nadir bir hastalığa sahip olmak kolay değil.

Bazen aile fertlerimizden hiçbiri bu hastalığa sahip olmuyor ve çevremizde bu hastalıkla yaşayan hiç kimse olmayabiliyor. İnsan kendini yalnız hissedebiliyor. Dünyada hiç kimse neler yaşadığını anlamıyormuş gibi hissedebiliyorsun.

Bazen nadir hastalığımız dolayısıyla vücudumuz başkalarınınkinden farklı çalışıyor ve bedenimize destek vermek için gözlük, işitme cihazı, yürüteç, oksijen (nefes almak için) veya tekerlekli sandalye kullanmamız gerekiyor.

Ayrıca, sıvı veya hap olarak verilen ilaçları almamız ve ilaç enjeksiyonu veya infüzyonu yaptırmamız gerekiyor. Bazı çocukların hastaneye yatırılması gerekebiliyor.

Küçüklüğümde benim de gözlük kullanmam, ilaç ve vitamin içmem ve kollarımla bacaklarımı daha esnek hale getirmek için fiziki tedavi görmem gerekti. Sık sık doktora gidiyor ve tıbbi testlerden geçiyordum. Bunları hiç istemeden yaptım. Okulda derslerimi kaçırmak istemiyordum ve kan aldırırken iğne ile delinmekten hoşlanmıyordum.

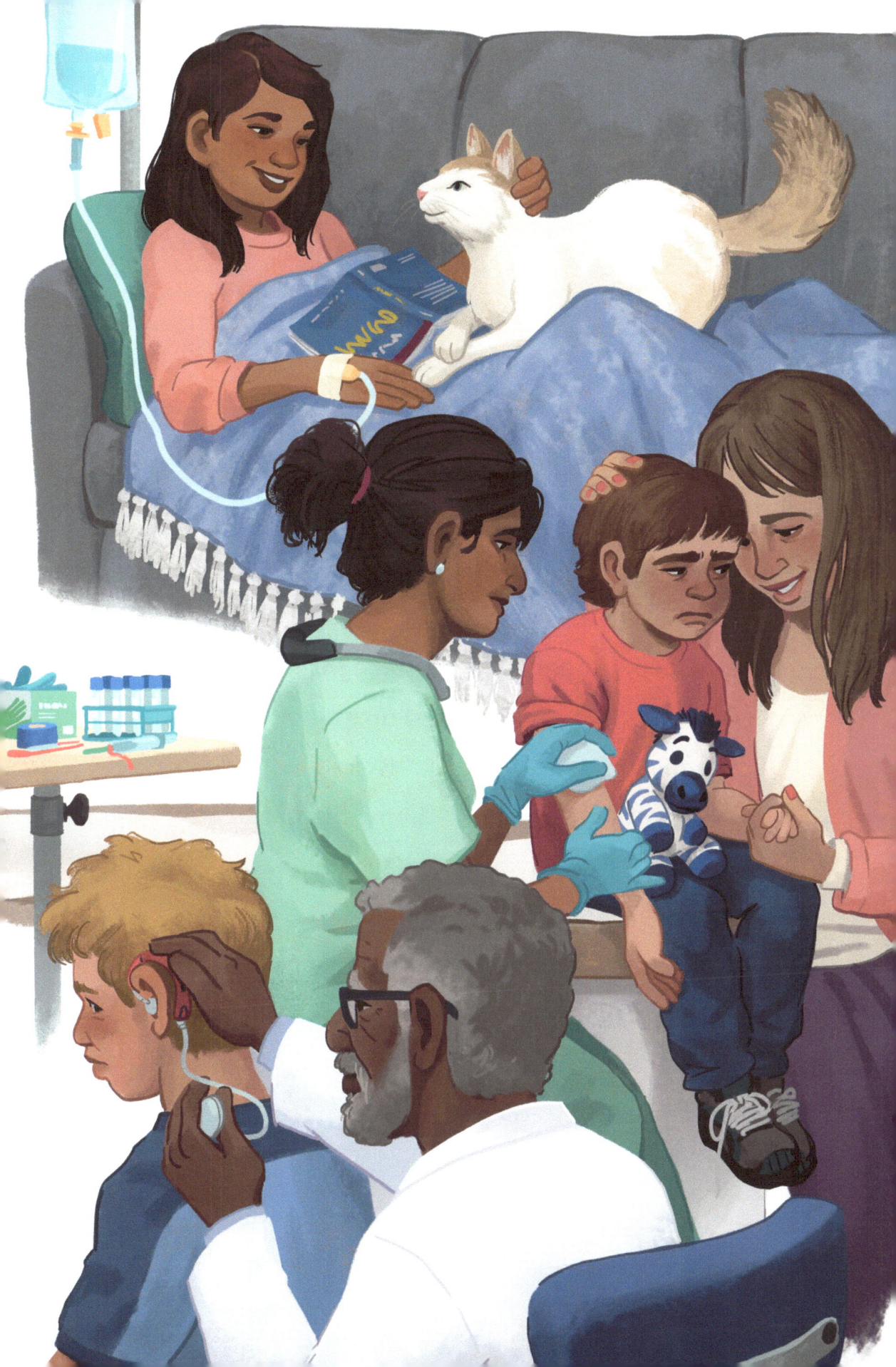

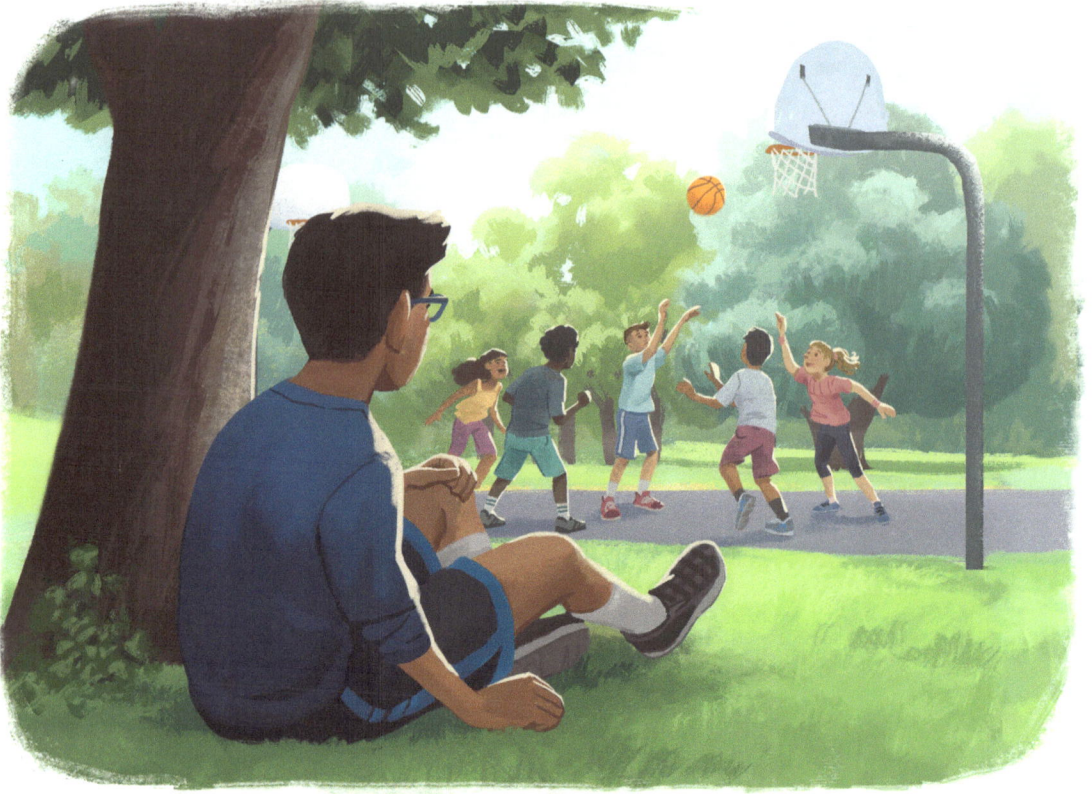

Bu aletlere, iğnelere ve testlere ihtiyaç duymak insanı canından bezdirebiliyor. Bazen vücudumuzun daha iyi çalışması için hiçbir şeye ihtiyaç duymamasını dileyebiliriz. Biz de diğer nadir hastalığı olmayan çocuklar gibi, hatta kendi öz kardeşlerimiz gibi olmayı isteyebiliriz. Ben de bazen nadir hastalığı olmayan erkek kardeşimi kıskanırdım. Kolayca spor yapabilir ve arkadaş edinebilirdi. Senin de benim gibi birilerini kıskandığın veya nadir hastalığım keşke olmasaydı diye içinden geçirdiğin oldu mu?

İnsanlar nadir hastalıklarımızın görünüşümüzü ve vücudumuzu nasıl etkilediğini gördüklerinde veya duyduklarında, örneğin yüzümüzün veya vücudumuzun farklı olmasına veya kullanmamız gereken medikal aletlere ve ilaçlara tepkileri farklı oluyor. Bazıları meraklanırken diğerleri şaşırıyor, tedirgin oluyor veya korkuyorlar.

Sen hiç meraklı hissettiğin oldu mu? Peki hiç tedirgin, şaşkın veya korkmuş hissettin mi? Cevabın muhtemelen evet. Bütün insanlar bu hisleri zaman zaman yaşarlar. Ne olduğunu tamamen anlamadığımız veya kolay kabul edemediğimiz yeni şeylerle karşılaştığımızda hepimiz bunları hissedebiliriz.

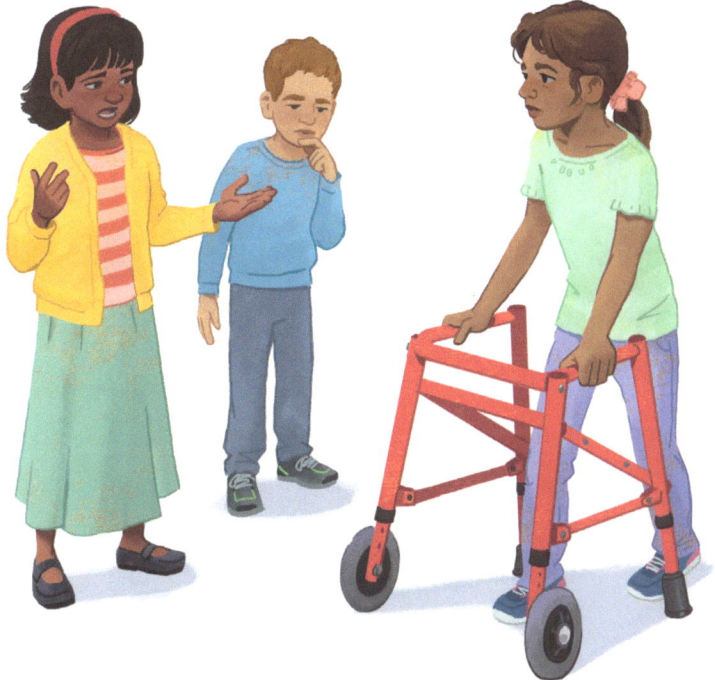

Çocuklar, gençler ve hatta büyükler kendilerini şaşırtan, tedirgin eden veya korkutan şeylerle karşılaştıklarında düşüncelerini veya hislerini bizim duygularımızı incitecek şekilde ifade edebiliyorlar. Kazara kalbimizi kıracak kelimeler kullanıp, yıkıcı hareketler yapabilirler. Bazen insanlar kendilerini güçlü hissetmek için karşısındakilere kaba olabiliyor. Böyle anlarda hatırlaman gereken en önemli şey, bu insanların, senin benzersiz ve olağanüstü kimliğinin değerini henüz göremedikleri ve anlamadıklarıdır.

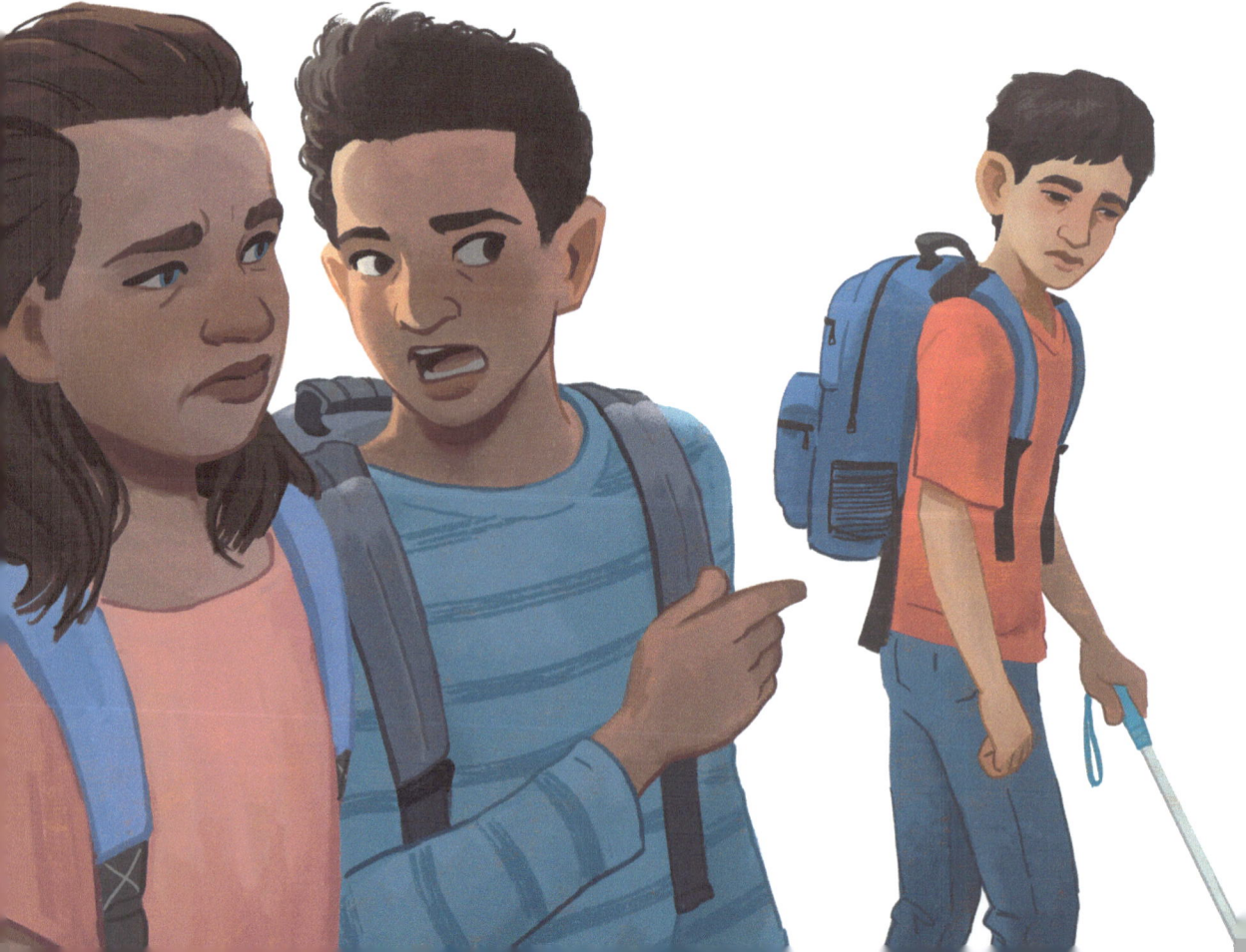

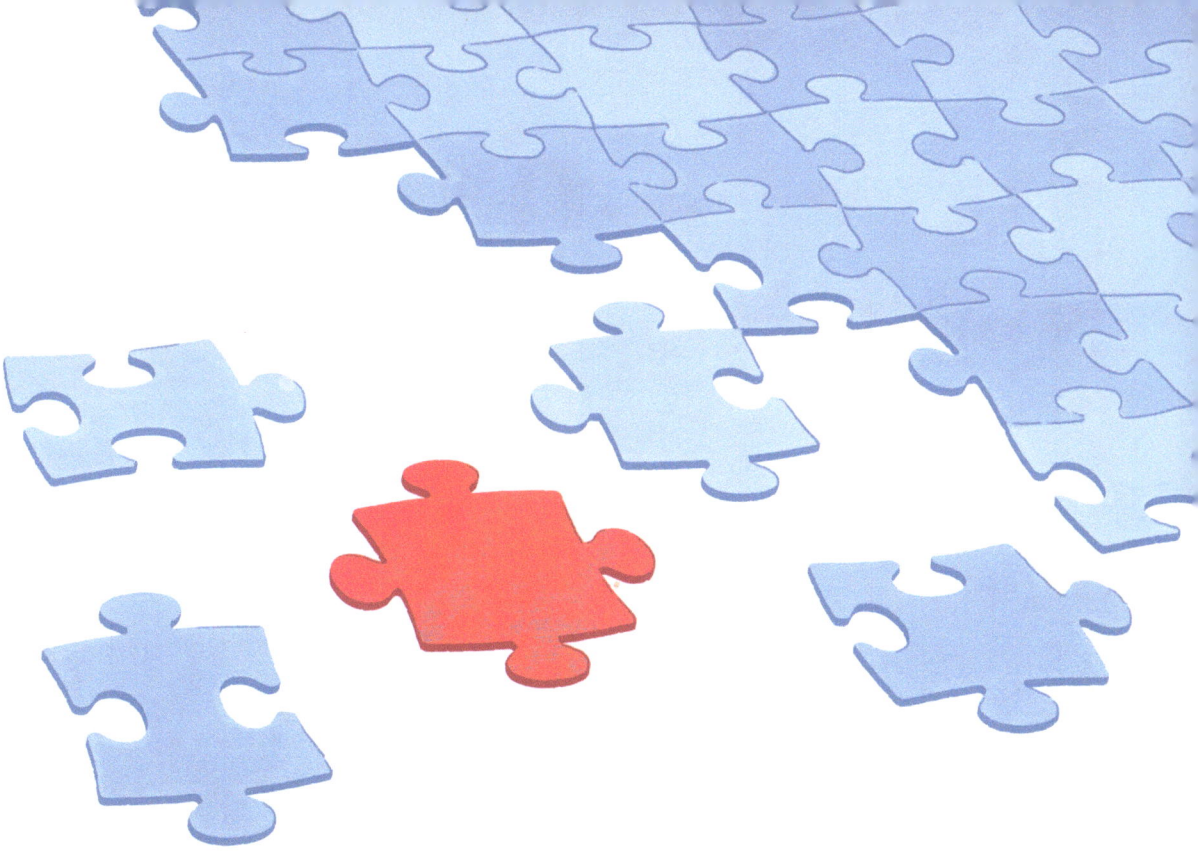

Bazı insanlar, kimliğimizin birçok farklı parçadan oluştuğunu ve tam olarak senin veya benim gibi bir insanla bir daha karşılaşmayacaklarını anlayamıyorlar. İnsanlar önce farklı şeylere dikkat eder ve bu yüzden nadir hastalığımız gibi kimliğimizin tek bir parçasına odaklanabiliyorlar. Bu tıpkı yapbozun tümünü görmek yerine tek bir parçasına bakmak gibidir.

İnsanların, kimliğinin diğer parçalarını, yeteneklerini ve sevdiğin aktiviteleri keşfetmelerine yardımcı olmayı seçebilirsin.

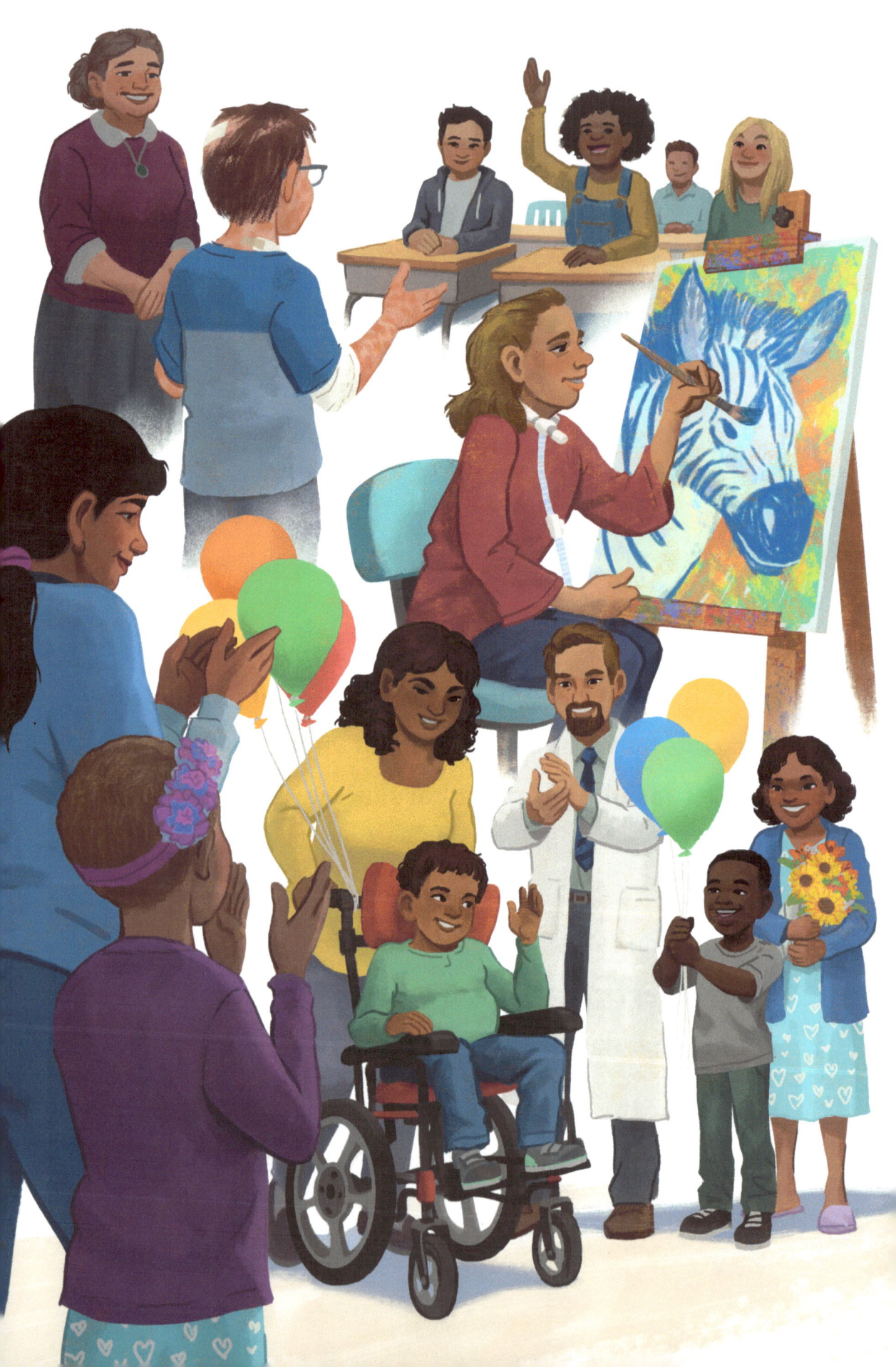

Şaşırtıcı bir şey söyleyeyim mi? Nadir hastalığı olan herhangi birinin, çocuk bile olsa, bir öğretmen olabildiğini biliyor musun? Nadir hastalığımız bize başkalarının yapamadığı farklı şekilde hayatı görme ve deneyimleme imkânı sunduğu için hem çocuklara hem de yetişkinlere insan olabilme konusunda her türlü dersi verebilen kişiler oluruz.

Mesela biz onlara cesur, sabırlı ve güçlü olmanın ne demek olduğunu öğretebiliriz. Onlara insan bedenini ve vücutlarımızın nasıl farklı çalıştığını öğretebiliriz. En güzeli, sen ve ben, etrafımızdakilere esin kaynağı olup, coşku vererek gülümsetebiliriz!

Nadir hastalığımız sayesinde yeteneklerimizi ve kişisel niteliklerimizi olağanüstü bir şekilde keşfedip geliştirebileceğimizi biliyor musun? Nadir hastalıkla yaşamım hakkında hikayeleri anlatmaya başladığımda kalabalık yetişkin grupların önünde konuşabildiğimi anladım.

Dünyaya nazik bir kişilik ile doğmuş olsam da nadir hastalığım bana daha şefkatli olmayı ve başkalarının ihtiyaçlarını ve hislerini önemsemeyi öğretti. Bütün o tıbbi randevulara gitmek ve testlerden geçmek kuvvetimi ve cesaretimi arttırdı.

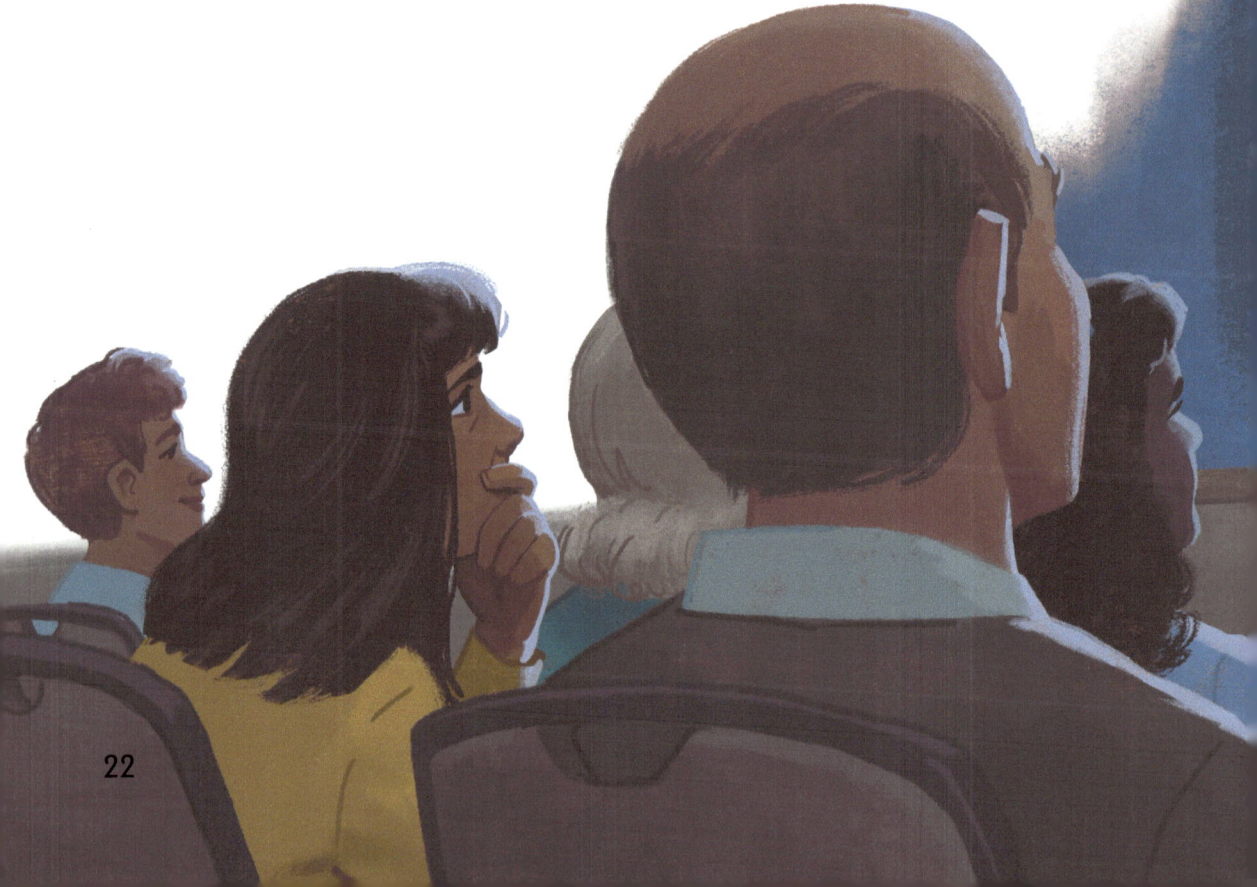

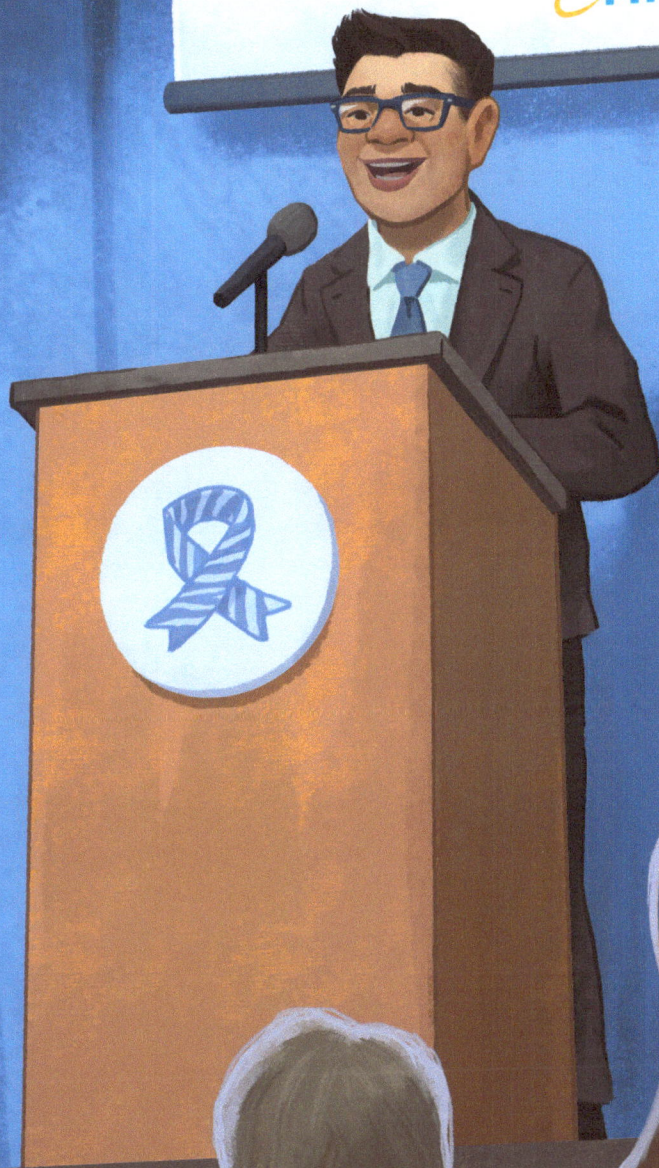

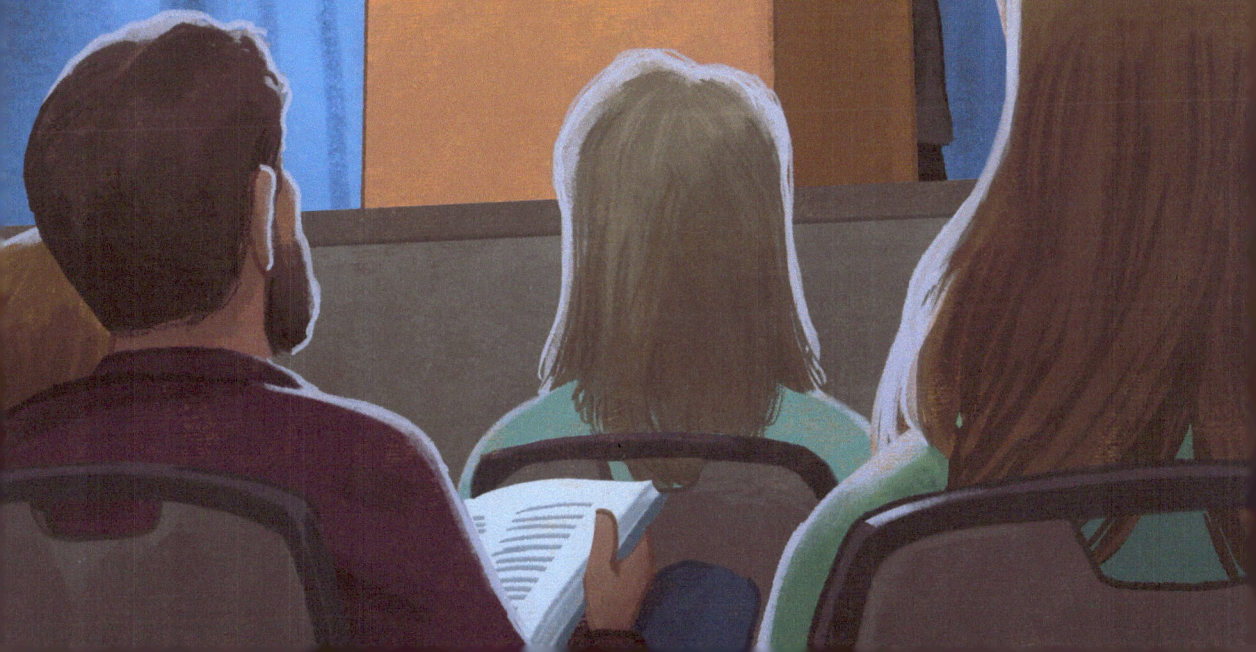

Evet, nadir hastalığım yüzünden küçükken kendimi zaman zaman yalnız hissettim, ama yaşım ilerledikçe, dünyada benimle aynı nadir hastalığı paylaşan başka çocuklar ve yetişkinler olduğunun farkına vardım.

Bu kişilerin birkaçıyla yüz yüze, bazıları ile de internet yoluyla tanıştım. Ailenle beraber internet üzerinden araştırma yaparsanız, senin nadir hastalığını paylaşan diğer çocuklarla tanışmana yardım eden bir kurum bulabilirsiniz.

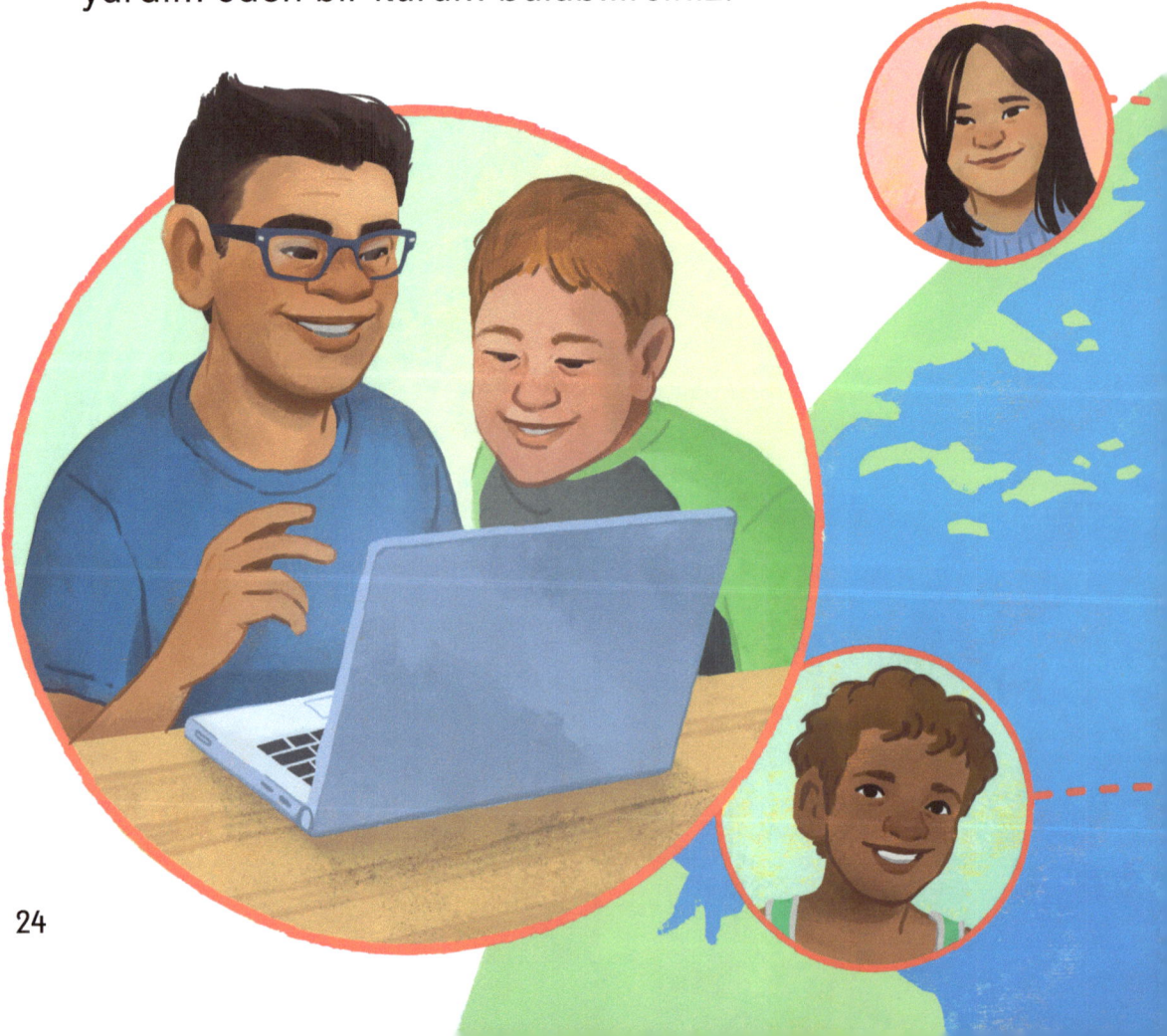

Ya da nadir hastalığı farklı olan ama düşüncelerini ve duygularını anlayabilen çocuklarla da tanışabilirsin. Dünyanın dört köşesinden yeni arkadaşlar edinebilirsin, bak ne kadar heyecan verici!

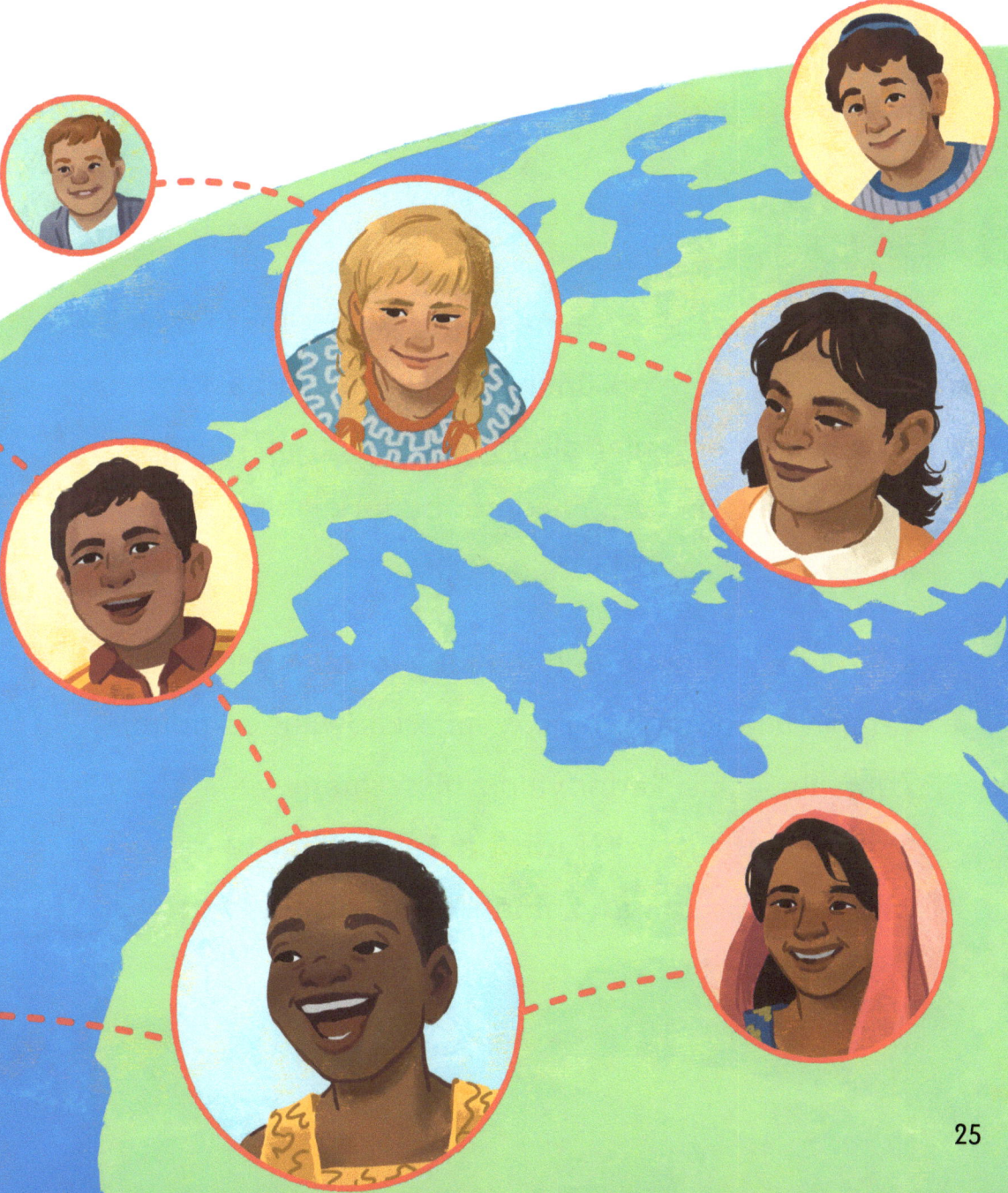

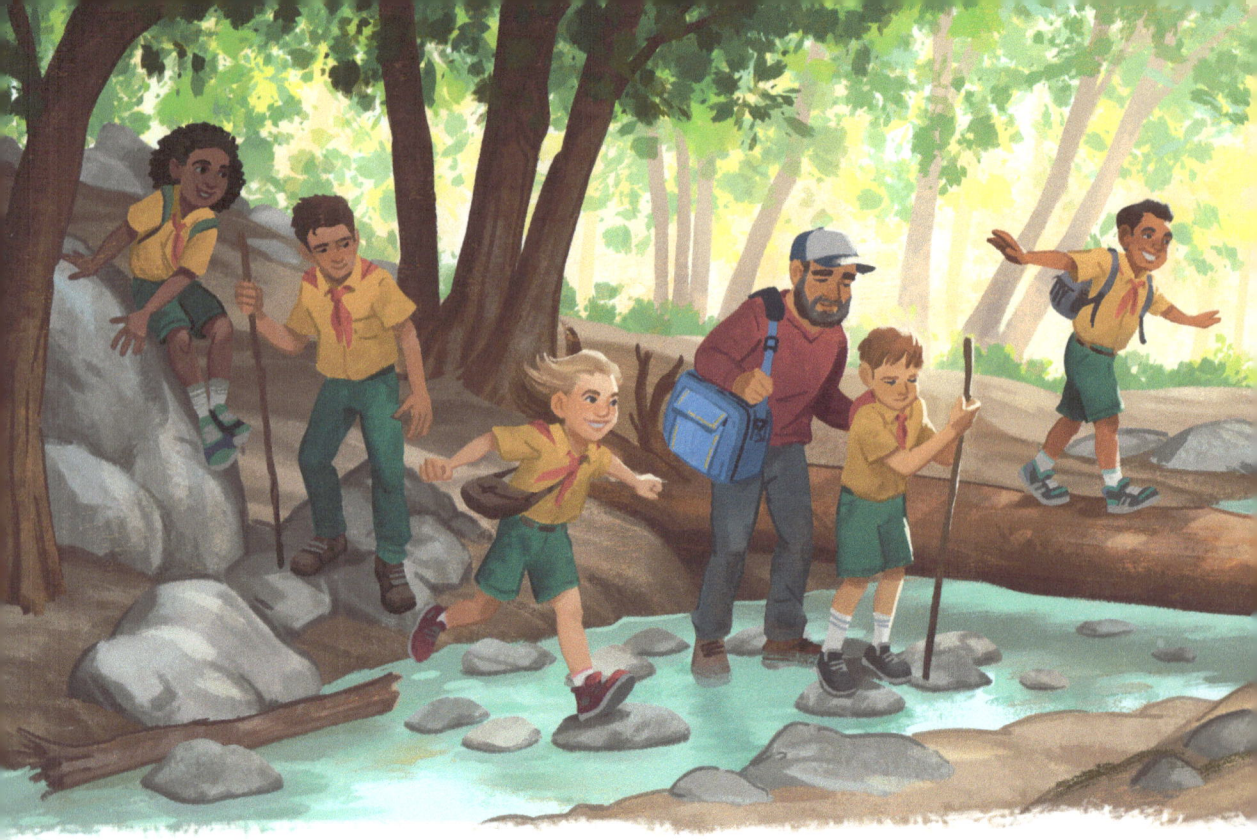

Ergenliğe ulaştığımda, nadir hastalığı olmasa da kimliğinde gözle görünür farklılıklar olan başka çocuklar ve ergenler olduğunu fark ettim. Ayrıca, bazı çocukların ve büyüklerin bu farklılıkları daha anlayışla karşıladıklarını gördüm.

Kulüplere katılarak ve bana ihtiyacı olan yerlerde yeteneklerimi paylaşarak yeni arkadaşlar edindim. Zamanla, eskisi kadar yalnız hissetmemeye başladım. **Unutma! Nadir hastalığı olmasa da tüm insanlar zaman zaman kendilerini yalnız hissedebilir.**

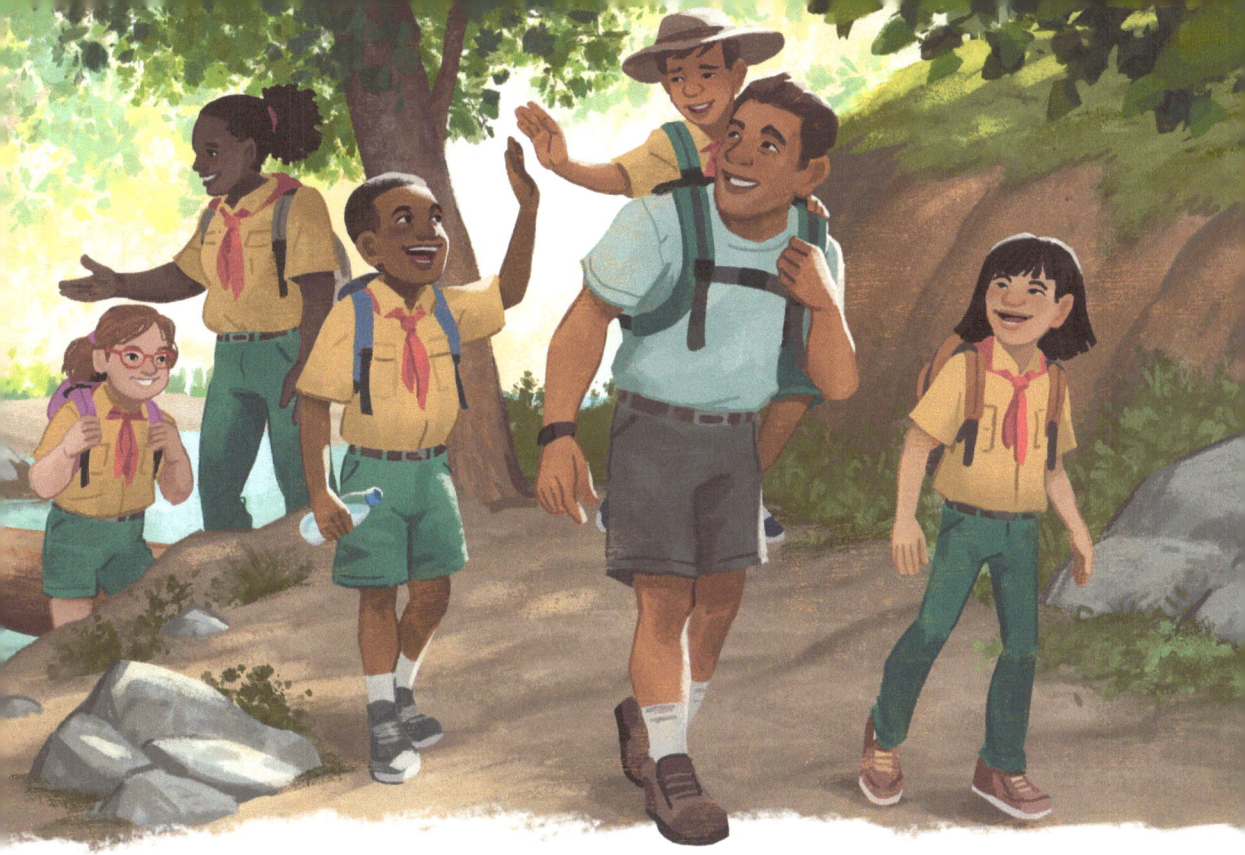

**Aklında bulundurmanı istediğim şey eğlenmen
ve iyi vakit geçirmen! Nadir hastalığın var diye
durmadan onu düşünmek ve üzerinde durmak
zorunda değilsin.** Diğer çocuklar oyun oynayıp
eğlenirken, oturup seyretmek zorunda değilsin.
Biraz ekstra planlamayla ve cesaretle, sen ve
ebeveynlerin, eğlenceli aktivitelere katılmanı
sağlayabilirsiniz.

Ben hazine aramayı, kampa gitmeyi, kaykaya
binmeyi ve futbol maçı seyretmeyi seviyorum.
Ya sen? Eminim senin de sevdiğin aktiviteler hali
hazırda var ve yeni maceralara atıldıkça daha
fazlasını bile bulacaksın.

Bu kitaptan hatırlamanı istediğim en önemli nokta, benzersiz kimliğin sayesinde çok özel bir insan olduğundur! Seni özel ve benzersiz yapan nadir hastalığın değildir. Sonuçta dünyada milyonlarca kişinin nadir hastalığı vardır.

Seni özel yapan sana has, benzersiz ve birçok parçadan oluşan kimliğindir—nadir hastalığın ise sadece tek bir parçasıdır.

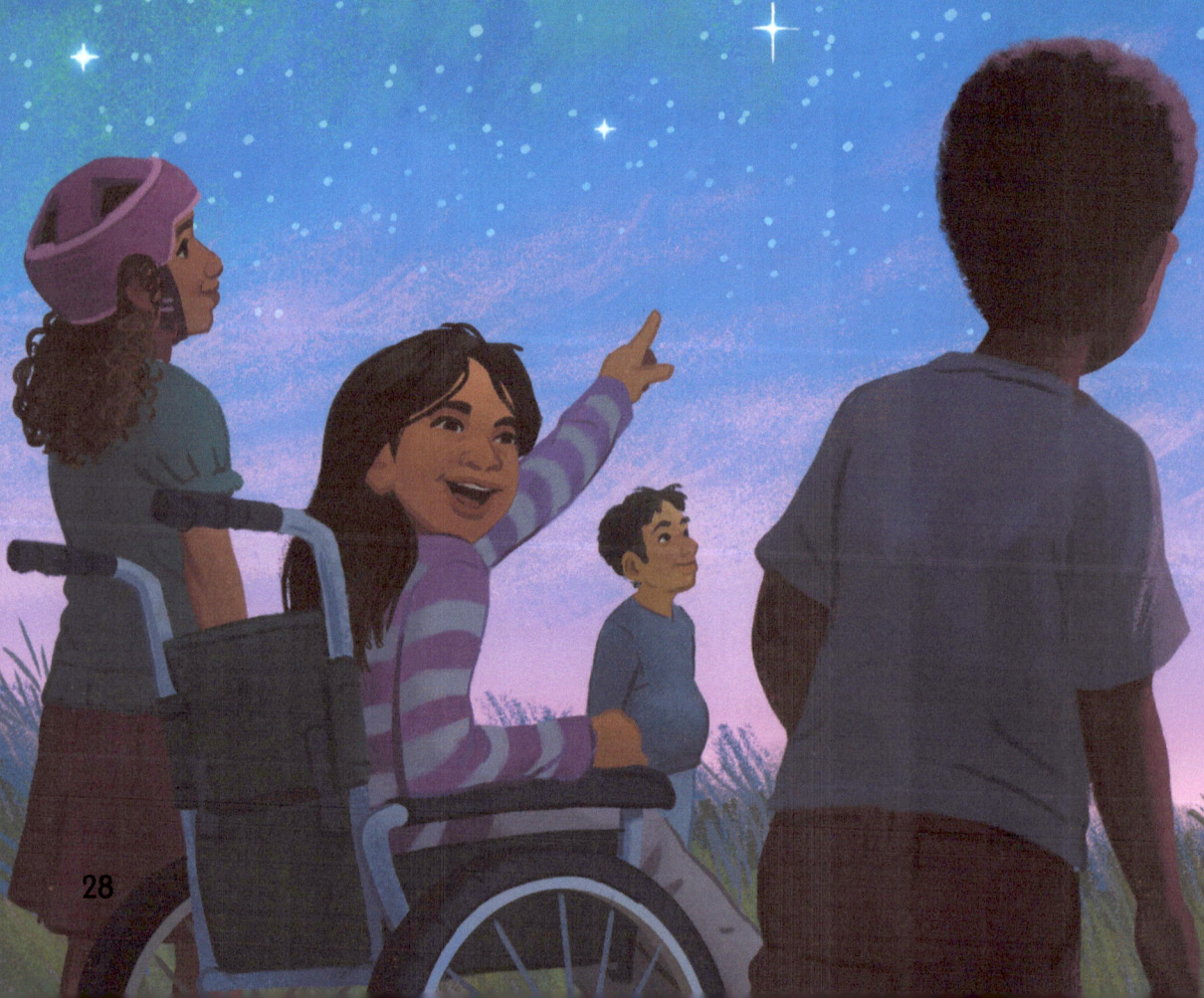

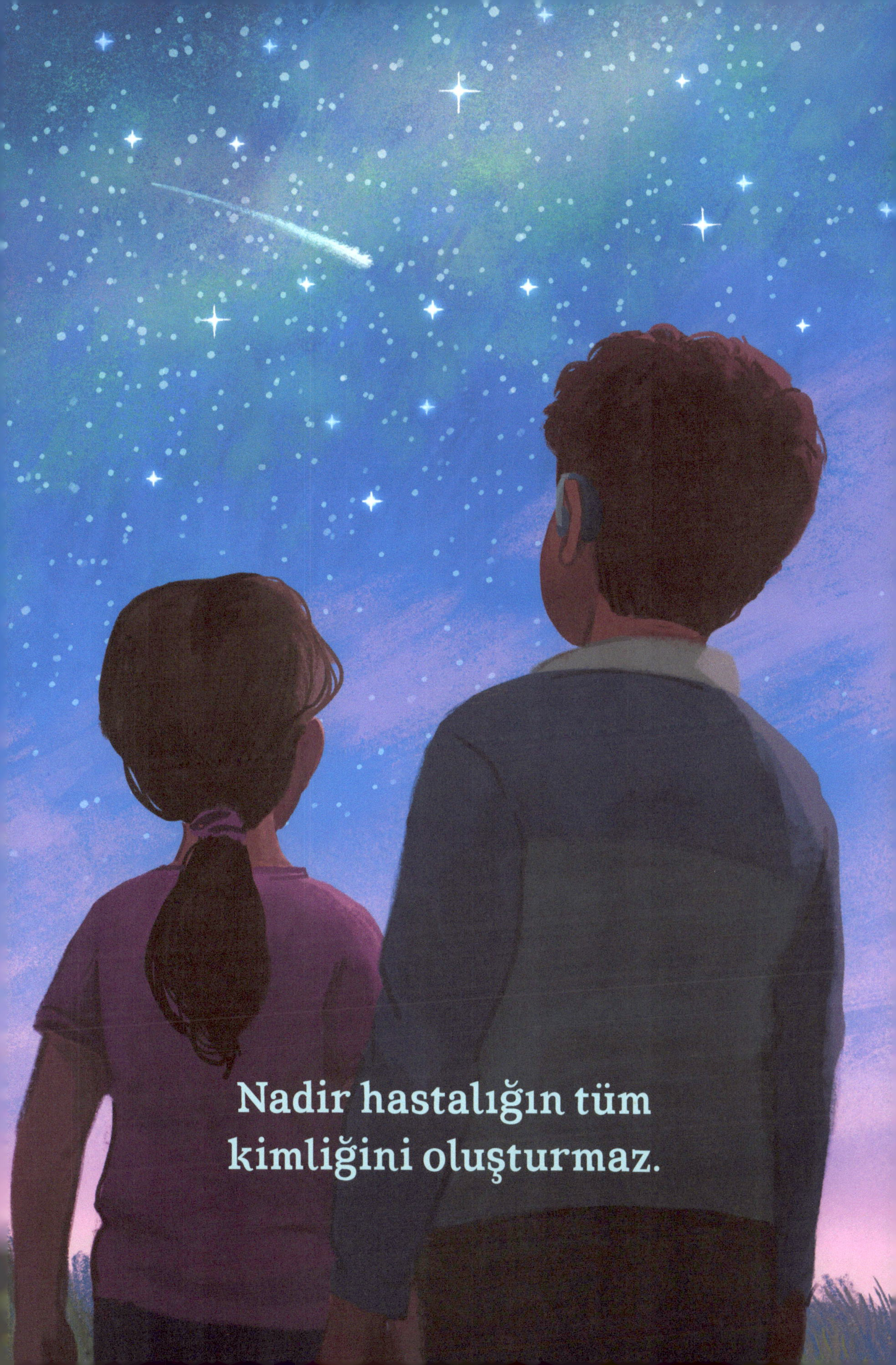

Nadir hastalığın tüm
kimliğini oluşturmaz.

Nadir bir hastalıkla yaşamak kolay olmayabilir, ama çabalarsak ve pes etmezsek, hastalığımızın bize öğrettiği bütün dersler sayesinde büyüyüp gelişeceğiz.

Bu dünyada her birimizin benzersiz birer yaşam amacı var ve nadir hastalıklarımız olmamız gereken OLAĞANÜSTÜ insanlara dönüşmemizde önemli bir rol oynayabilir.

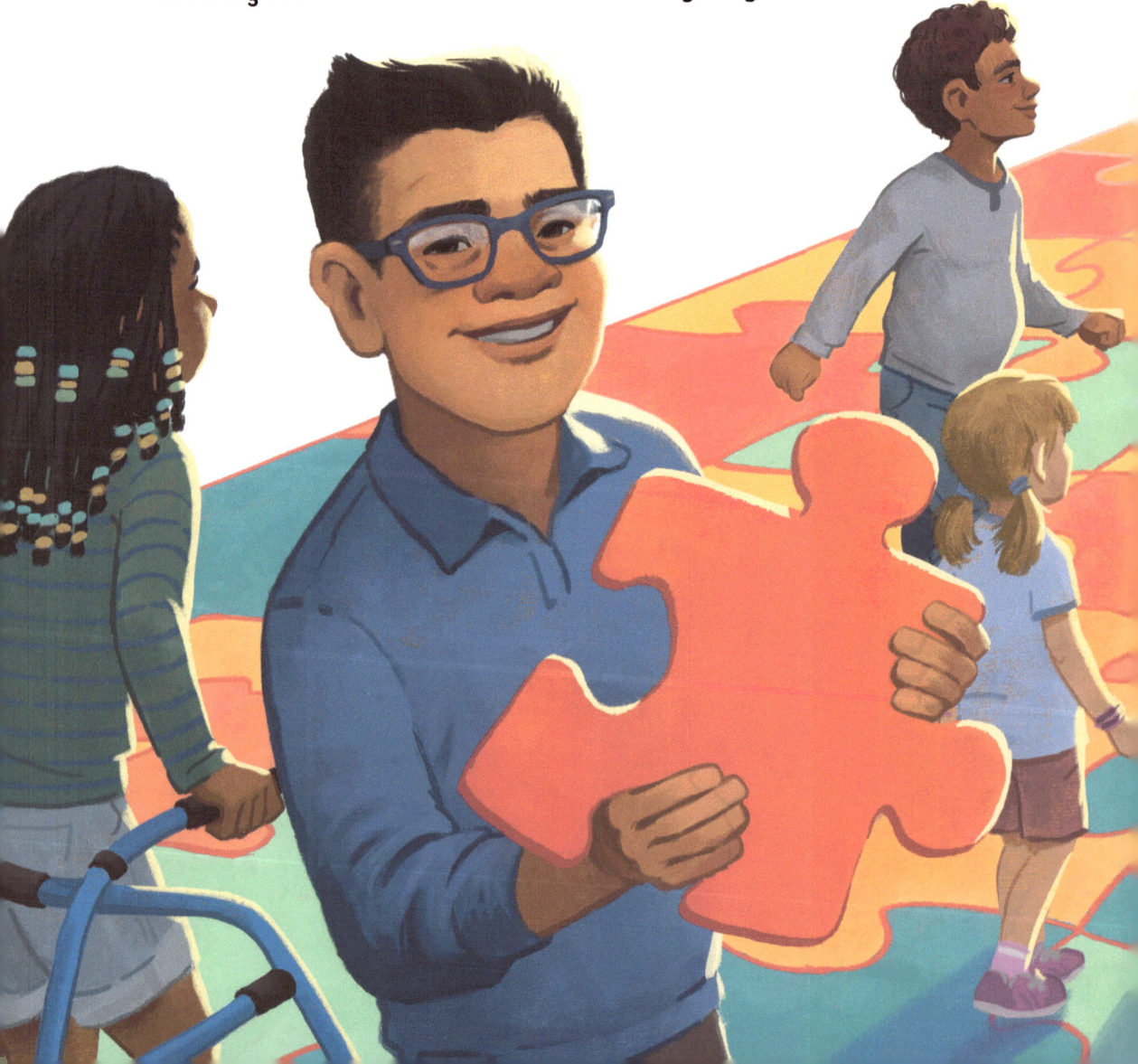

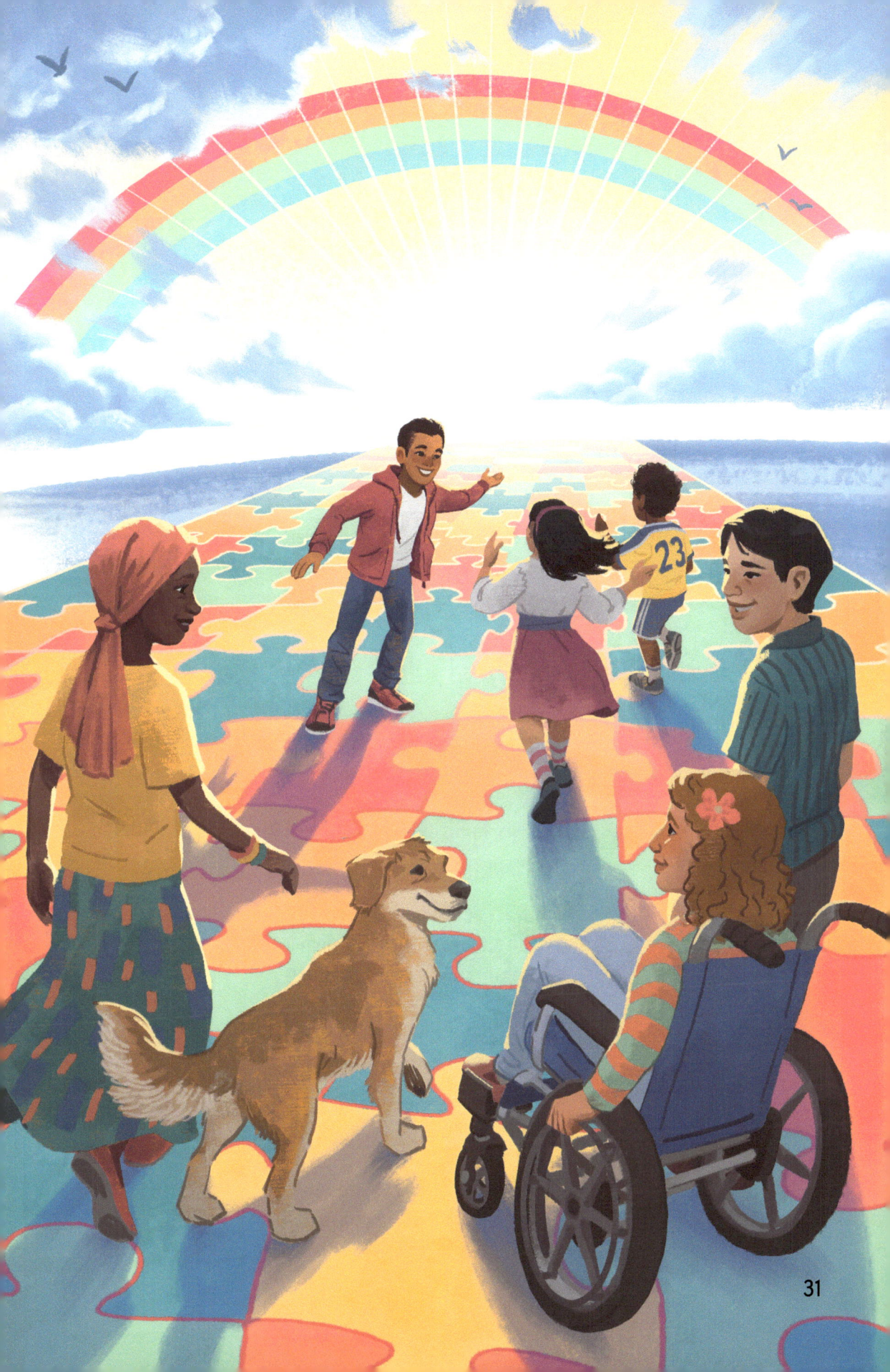

Yazarlar Hakkında

Evren ve Kara Ayik bu kitabı Evren liseyi bitirdikten sonra nadir hastalıkları olan bütün çocuklara umut vermek için yazdı.

Evren ASMD hastalığı olan insanlarla ilgili sözcülük yapmaya 2017 yılında Maryland eyaletindeki Amerika Gıda ve İlaç Dairesinde konuşmaya davet edilmesiyle başladı. Bunu takiben, nadir hastalıklar ve tedavileri ile ilgili farkındalık uyandırmak için diğer birkaç eyalette ASMD ile yaşam üzerine konuşma yaptı. Evren 2019 yılında Kartal İzci unvanını alarak California Eyaleti İzcilik delegasyonunu Sacramento'da temsil etti. Sanofi Genzyme kurumu tarafından nadir hastalık sözcülerine verilen prestijli TORCH (Meşale) ödülünü de kazandı. Kendisi şu an Fresno'daki California Devlet Üniversitesinde eğitim görmekte ve özel eğitim öğretmeni olmayı planlamaktadır.

Yirmi yılı aşkın zamandır öğretim görevlisi olan annesi Kara, çocukların gerçek kişisel değerlerini bilmeleri ve özgüvenlerini kazanarak yaşamaları gerektiğine inanmaktadır. Hayattaki en büyük mutluluğu ve gurur duyduğu başarısı, oğulları Evren ve Erol'u yetiştirmek oldu. Evren ve annesi, her şeyden önce, nadir hastalıklı veya özel bakıma ihtiyacı olan çocuklara toplumda saygı ve merhamet uyandırmak için çalışmaktadır.

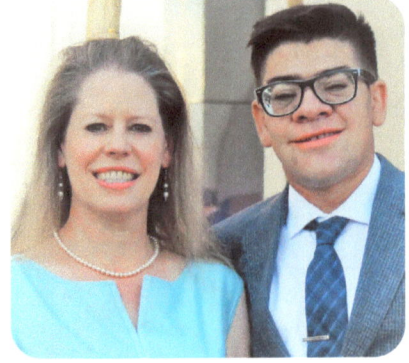

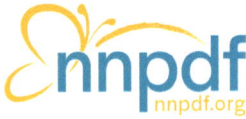

ASMD üzerine daha fazla bilgi almak isterseniz Milli Niemann Pick Disease Vakfı'nın web sitesine girebilirsiniz www.nnpdf.org

Ian Dale toplumda daha az göz önünde olan grupları görsel sanatlar vasıtasıyla daha görünür hale getiren bir sanatçıdır. Sıklıkla kâr amacı gütmeyen ve inanç temelli kurumlar ve yayınevleri için çizimler yapan Dale'in resimleri dünyanın dört köşesindeki çocuklar tarafından görülmektedir. Ian eşi ve iki çocuğuyla Güney California'da yaşıyor. Çalışmalarını görmek için çevrimiçi linkini ziyaret edebilirsiniz: www.iandale.net.

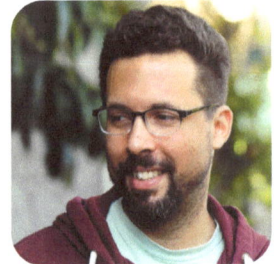

www.ingramcontent.com/pod-product-compliance
Lightning Source LLC
Chambersburg PA
CBHW061146030426
42335CB00002B/123